모든 질병에는 원인이 있습니다

모든 질병에는 원인이 있습니다

초 판 1쇄 펴낸날 2025년 7월   1일
       2쇄 펴낸날 2025년 7월 24일

지은이   조진호
삽 화   김태란
펴낸이   김연지
펴낸곳   효림출판사
등록일   1992년 1월 13일 (제2-1305호)
주 소   서울시 서초구 반포대로14길 30, 907호 (서초동, 센츄리Ⅰ)
전 화   02-582-6612, 587-6612
팩 스   02-586-9078
이메일   hyorim@nate.com

값 15,000원
ⓒ효림출판사 2025
ISBN 979-11-94961-02-4 (03510)

잘못 만들어진 책은 바꿔 드립니다.
이 책은 저작권법에 따라 보호를 받는 저작물이므로 무단전재와 무단복제를 금지합니다.

모든 질병에는 원인이 있습니다

조진호 지음

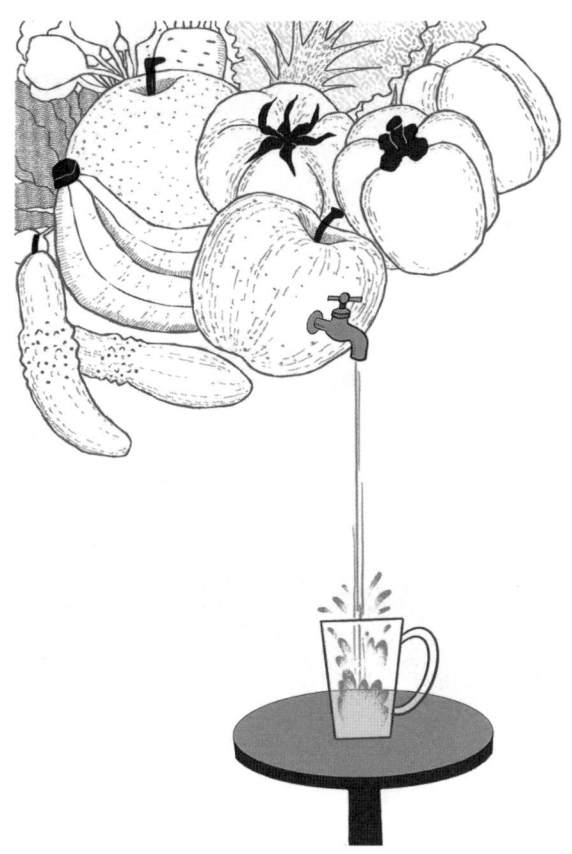

효림

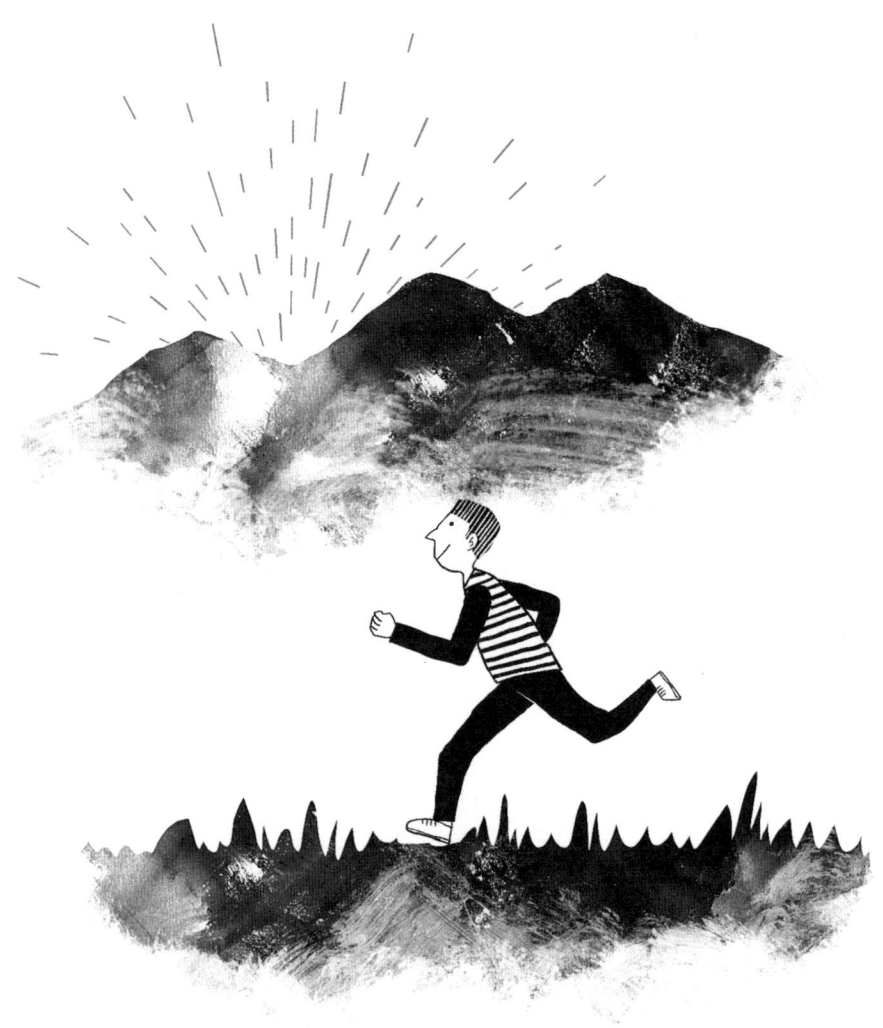

작가소개

치과의사이지만 자연치유센터 설립의
꿈을 가지고 있는 돌아이 같은 치과의사.

매일 새벽 4시 30분에 일어나서 시행하는
3시간의 루틴- 108배, 독서, 달리기가
본인과 그 주변 사람들의 운명을 바꿔준다고
강력하게 믿고 있는 바보 같은 치과의사.

믿으면 믿는 대로 이루어진다고 하니까
그것이 맞든 틀리든,
본인이 바보가 되더라도
본인에게 유리하면
본인에게 유리한 대로 믿기로 마음먹은
바보 같은 치과의사.

두드리면 열린다고 하니까
겁도 없이 작가의 문을 두드려 본
겁 없는 치과의사.

하루 4시간만 진료해도 본인과 가족이 먹고사는 데
문제없다는 사실을 알게 되고
실제로 1시까지만 진료하는
이기적인 치과의사.

그래도 양심은 있는지
지금껏 공부하고, 경험해서 얻은 것들을
다른 사람들에게
글로, 영상으로 되돌려주려 하는
그래도 양심은 있는 치과의사.

세상에 우연은 단 하나도 없으며
'모든 일에는 원인이 있다'는 이 단순한 사실 하나를 깨닫는 것이
정말, 정말, 정말, 정말, 정말… 중요하다고 믿는
고집불통 확증편향* 환자.

모든 질병에 원인이 있고 치료법이 있다는 사실을
사람들에게 알리면
사람들이 조금씩 조금씩
자기가 가진 질병에 책임을 가지게 되고
스스로 공부하기 시작하지 않을까라고 착각하는
순진한 치과의사.

고작 책 한 권이
한 사람의 마음을 바꾸고
한 사람의 운명을 바꿀지도 모른다고 믿는
세상 물정 모르는, 하룻강아지 치과의사.

그 순진하고, 세상 물정 모르는,
바보 같은 치과의사가 좋아하는 말.

모든 일에는 원인이 있습니다.
모든 질병에는 원인이 있습니다.

나의 질병을 낫게 할 수 있는 단 한 사람.
그 사람은 '나 자신'뿐입니다.

모든 질병은 마음에서 기인하고
그 마음을 바꿀 수 있는 사람은
나 자신뿐이기 때문입니다.

- 확증편향: 보고 싶은 것만 보고, 듣고 싶은 것만 듣는 심리

들어가면서

저는 고등학생 때부터 '아토피'를 가지고 있었습니다.
몸이 가렵고 건선이 생길 때면 늘 피부과에 가서,
약을 먹거나 주사를 맞았었습니다.
약을 먹으면 잠시 괜찮다가,
또 며칠 지나면 다시 가려움이 올라오고,
약 먹으면 또 괜찮고, 같은 일이 반복되었습니다.

그러다 32살에 치과를 개업하면서 스트레스가 늘었고,
35살쯤에 부부 갈등도 있었습니다.
그러면서 아토피는 점점 더 심해졌습니다.
그에 비례해서 체중도 점점 늘어났습니다.
약도 점점 세졌습니다.
그러다 어느 순간, 스테로이드와 항히스타민제가
저에게 더 이상 효과가 없다는 것을 알게 되었습니다.
황당하더군요. 그러면서 알게 되었습니다.

아~ 먹는 약, 바르는 약은, 근본 치료가 아니구나.
이것은 올바른 치료의 방향이 아니다.
하는 것을 확연히 깨달았습니다.

어찌 보면, '약이 병을 키웠다'하는 것을 알게 되었습니다.
경제적으로 힘들 때, '사채'를 쓰는 것이,
일시적으로는 도움이 되지만,

장기적으로는 상황을 더 '악화'시키는 것과
그 '원리가 같음'을 알게 되었습니다.

그때부터 저는 일절 피부과 약을 먹지 않았습니다.
아무리 가렵고, 괴로워도, 연고조차 바르지 않았습니다.
그러면서, 치료 방향을 '자연치유' 쪽으로
완전히 '180도 방향 전환'을 하였습니다.
그때 제 나이가 38살쯤 되었던 것 같습니다.

그때 이후로 저는 자연식물식, 단식, 현미채식, 과일식,
케토제닉 다이어트(저탄고지), 간헐적 단식, 녹즙 요법,
맨발 걷기, 어싱Earthing, 온열 요법, 소금물 반신욕,
소금물 마시기, 담석 제거, 관장, 충분한 수면, 레몬 디톡스, 등등
약을 먹지 않고, 질병을 치료할 수 있는 방법에 포커스를 두며,
스스로 공부를 해 나가기 시작했습니다.
많은 책들이 저의 스승이 되었습니다.
저의 몸을 '마루타' 삼아 수많은 생체실험을 했습니다.

정말 낫고 싶었습니다. 간절히… 너무나도 괴로웠으니까요.
그때는 지푸라기라도 잡고 싶은 심정이었습니다.
그런데, 공부를 하면서 알게 되었습니다.

자연치유를 행하면, 아토피만 낫는 것이, 아니라는 것을.
당뇨, 고혈압, 관절염, 각종 자가면역질환,
심지어 난치병이라 불리는 암까지 포함해서,
'거의 모든 질병이' 치료가 가능하다는 것을 알게 되었습니다.
하지만 자연치유를 한다고 해서
모든 사람이 같은 효과를 보는 것은 아니었습니다.
자연치유를 했음에도 불구하고
효과가 없는 사람들은 분명히 존재했고,
그런 사람들에게는 확실히 일정한 '패턴'이 있어 보였습니다.

제가 자연치유에 대해 공부하고,
제 몸에 직접 실험해 보고,
마음공부와 연관해서 그 이치를 생각해 보고,
실제로 주변에서 질병으로 괴로워하는 사람들의 모습을 보면서
느꼈던 바가 있습니다.

지금의 서양 의학이 큰 방향에서 잘못되었구나
자연치유는 절대 무시할 것이 아니다
하는 생각이 들었습니다.

알고 보니 '자연치유의 원리'가 '인과법의 원리'와 똑같았습니다.
'돈을 빌렸으면 갚아야 한다'는 그 단순한 이치.

현대의 질병은 거의 대부분
'과식', '수면 부족', '운동 부족'으로 발생한 것입니다.

음식을 조금만 먹어야 하는데, 과하게 먹었으니.
'단식, 소식'을 하면 낫는 것이 당연합니다.
잠을 충분히 자야 하는데, 잠이 부족하니
부족한 수면을 채워주면 몸이 낫는 것이 당연합니다.
운동을 해서 '순환'을 시켜줘야 하는데, 그것을 안 하고 미뤄뒀으니,
지금이라도 운동을 해서, 과거에 피웠던
'게으름의 과보'를 갚으면 낫는 것이 당연합니다.

주말에 집안의 쓰레기를 모아서 버리듯,
수시로 몸속의 찌꺼기, 독소들을 비웠어야 했는데
그것을 안 했으니,
지금이라도 디톡스Detox를 통해 '독소 배출'을 해주면
낫는 것이 당연합니다.

평소 '살아있는 음식물'을 섭취함으로써
내 몸의 구성 재료로 '정품 자재'를 사용했어야 했는데,

가공식품, 인공조미료, 화식火食 같은
'불량 자재'를 사용해서 내 몸을 구성했으니,
지금이라도 내 몸을 '생식'을 통해
살아있는 '정품 자재'로 바꿔주면 낫는 것이 당연합니다.

여기까지만 알고 실천해도 대부분 사람들의 몸은 매우 좋아집니다.
하지만 이것만 해서는
'100% 성공하는 자연치유'에 이를 수 없습니다.

문제는,
이렇게 했는데도 '치유가 안 되는 사람'이 있더라는 것입니다.
'그 사람들의 실패 이유는 무엇일까?'라는 질문에서 발견되는
'공통된 패턴'이 바로 '마음가짐'입니다.

마음가짐이 삐뚤어진 사람은 질병이 낫지 않습니다
그것은 '밑 빠진 독에 물 붓기'입니다.

화내는 마음, 원망하는 마음,
미워하는 마음, 자책하는 마음, 걱정하는 마음,
이런 부정적인 마음을 가지고 있는 상태에서는
절대 병이 낫지 않습니다.
몸은 '마음이 물질화'된 것이기 때문입니다.

몸에 '병'이 있다면,
그건 그 사람의 '마음' 역시 병들어 있음을 뜻합니다.
자연치유에 있어서 절대 '마음'을 간과하지 마십시오.

마음이 편하지 않으면,
절대 자연치유 요법이 '실천'되지 않습니다.
욕심내지 않는 마음. 미워하지 않는 마음. 편안한 마음.
그것은 자연치유에 있어서 '핵심'이라 할 수 있습니다.
이것이 선행되어야,
여러 가지 자연치유 요법을 '실천'할 수가 있습니다.
방법을 안다고 실천되는 것이 아닙니다.
실천하고 싶다고 실천되는 것이 아닙니다.

'마음'이 바뀌지 않으면 '행동'이 바뀔 수가 없습니다.
예전의 '습'으로 돌아갈 수밖에 없게 되어 있기 때문입니다.

'몸과 마음'이 연결되어 있듯이,
'몸과 음식' 또한 연결되어 있습니다.
'마음과 행동' 또한 연결되어 있습니다.

결국 '마음, 음식, 몸, 행동' 이 네 가지가
모두 서로 다 '연결'되어 있습니다.

그러니 어느 것 '하나만' 올바르게 바꿀 수가 없습니다.
바꾸려면 싹 다 바꾸는 수밖에 없습니다.
물체는 그냥 두고, 그 '그림자'만 바꿀 수 없듯이요.

그래서 '식이조절'이 '마음공부의 시작'이라고도 할 수 있고,
'식이조절'이 '마음공부의 전부'라고도 할 수 있습니다.
마음과 음식은 '닭과 달걀'의 관계입니다.
원인과 결과 중 어느 것 하나가 깨끗해지면,
나머지 하나도 동시에 깨끗해집니다. (인과동시因果同時)
그래서 그 사람이 먹는 음식의 양과 종류를 보면,
그 사람의 마음을 대충 짐작할 수가 있는 것입니다.

저는 이 책에서
1. 마음공부 I (인과법)
2. 먹는 것 (간헐적 단식, 생채식)
3. 잠자는 것 (충분한 수면)
4. 운동하는 것 (맨발 걷기)
5. 마음공부 II (독서)에 중점을 두고 이야기를 할 것입니다.

'기본'을 소홀히 하면서,
다른 잡다한 것으로 큰일을 성취할 수 없듯이,
건강에서도 '기본'을 바로 세우는 것이 중요합니다.

그 기본이 바로 '마음공부', '먹는 것',
'자는 것', '운동하는 것', '독서'입니다.

'자연치유에 대해 공부한다'는 것은
'몸에 대한 인과법'에 관해 공부하는 것입니다.
몸은 절대 '거짓말'하지 않습니다.

나의 몸은
내가 읽은 것, 내가 생각한 것,
내가 먹은 것, 내가 잠잔 것, 내가 운동한 것.
그것의 철저한 '결과물'입니다.

나는 지금까지 도대체 '왜' 아팠는지.
'어떻게' 하면 안 아플 수 있는 것인지.
저와 함께 하나하나 원인 분석을 해 나가 봅시다.

질병의 '원인'을 알게 되면, '치료법'은 저절로 알게 됩니다.

각자 스스로
스스로의 질병을 치료하십시오.

나의 똥은
내가 닦아야 하는 겁입니다.

조 진 호

작가소개   5
들어가면서   8

CHAPTER 1. 마음공부 I

빚진 것은 반드시 갚아야 합니다   26
건강하려면 마음공부를 해야 합니다   32
우리는 아파야 살아갈 수 있습니다   38
저에겐 아토피가 저를 지켜주는 수호천사입니다   41

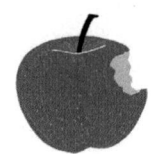

CHAPTER 2. 먹는 것

간헐적 단식을 하십시오	52
타는 영양소 vs 태우는 영양소	58
지방 대사	64
그나마 쉽게 단식하는 노하우	74
단식만큼 중요한 보식	84
하루 3끼는 너무 과식입니다	86
채우는 것보다 비우는 것이 훨씬 더 중요합니다	90
사람은 생과일과 생야채를 먹어야 합니다	95
유기 칼슘 vs 무기 칼슘	101
우울증의 치료 처방	106
칼슘은 사랑입니다	111

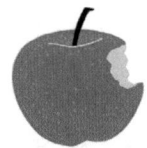

싱싱한 야채와 과일의 '살아있는 물'을 드십시오 115
야채, 과일을 먹고도 양치질을 해야 하나요? 126
방귀 냄새, 변 냄새를 꼭 체크하십시오 139
관장, 소금물 반신욕 144
아프다는 것은 그곳이 지저분하다는 뜻입니다 149
할 사람은 하게 되어 있습니다 154
정해진 운명이란 있는 것일까요? 158
소금, 소금 양치 166
비타민C 172
몸 아픈 것이 '유전'이라고 변명하지 마십시오 178

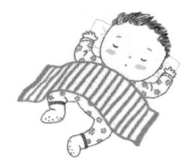

CHAPTER 3. 잠자는 것

잠의 중요성을 깨달아야 합니다　　　　　　　　　　　186

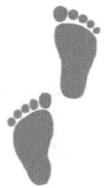

CHAPTER 4. 운동하는 것

사람은 지구의 일부입니다　　　　　　　　　　　　196
지구와의 연결 - 어싱Earthing　　　　　　　　　　206
맨발 걷기　　　　　　　　　　　　　　　　　　　210

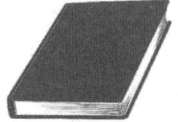

CHAPTER 5. 마음공부 II

건강한 사람은 갑자기 죽지 않습니다	218
한 가지를 바꾼다고 건강이 회복되지 않습니다	223
건강하려면 건강 서적을 읽으면 됩니다	231
책이 눈에 들어오지 않는 이유	238
좋은 책 한 권 안에는 세상의 모든 지혜가 그 책 한 권 안에 다 들어있습니다	244
질문 그 자체에 정답이 있는 것이 아닙니다	249
'하나'를 고친다는 것이 그렇게 어렵습니다	258
질병의 진짜 원인이 영 엉뚱한 곳에 있을 수도 있습니다	263

맺음말 268

모든 질병에는 원인이 있습니다

(몸에 관한 인과의 법칙)

CHAPTER 1. 마음공부 I

빚진 것은 반드시 갚아야 합니다

과일은 가능하면 '껍질째' 먹어야 합니다.
쌀도 마찬가지로 흰쌀이 아닌 '현미'가 좋습니다.
'부분만' 취해서는 안 되고, '전체'를 취해야 합니다.
그래야 빚(과보)이 쌓이지 않습니다.
달콤한 알맹이만 쏙 빼먹고,
맛없는 부위는 버리는 행동을 해서는 안 됩니다.
그런 것들이 다 '과보'로 남습니다.

사람을 사귐에도 이치가 같습니다.
좋은 시절, 나쁜 시절을 모두 함께하여야 합니다.

부모, 배우자, 친구가 잘나갈 때는 옆에서 친하게 지내다가,
그 사람이 힘들어할 때, 그를 외면하는 행동을 해서는 안 됩니다.

'과식'의 과보는 '단식'으로.
달고 맛있는 것만 탐했던 행동의 과보는
쓰고 맛없는 나무껍질, 나무뿌리 - 소위 '약초'를 먹음으로써
과거의 밀린 과보를 갚아야 합니다.

사람들이 잘나갈 때만 사귀었던 과보는 마찬가지로,
누군가에게 '배신'이나 '버림'을 당함으로써 그 과보를 갚게 됩니다.
이치가 그러합니다.

예전에 안 하고 미뤄둔 숙제를
'결국' 언젠가는 다 하게 되는 것입니다.

이런 식으로 업식(숙제)이 다 해소가 되어야,
진정으로 질병이 치유됩니다.
이때, 미뤄둔 숙제를 다 하지 않고
'불편함 없이' (과보의 해소 없이) '약'으로만 치료를 하게 되면,
그것은 치료를 하는 것이 아닌,
그냥 그 숙제를 덮어 두는 꼴이 됩니다.

'약'은 업식을 해소시킬 수 없습니다.
업식을 먼저 해소하고 난 다음에,
특정 약을 먹어서 완전 치유가 될 수는 있지만,
약 자체가 원인이 되어 업식을 해소하고 치유해 주는 약은 없습니다.

다만 약은 때때로,
그 아픈 부위의 업식을 둘로 나눠서,
다른 멀쩡한 곳으로 병을 '나눠 가지게' 할 수는 있습니다.
(예. 간 질환 100 ⇨ 간 질환 50 + 신장 질환 50)
그렇게 되면,
지금 당장은 해당 부위의 아프던 것이 잠시 괜찮겠지만,
결국 멀쩡한 다른 곳에 또 독소가 쌓이게 됩니다.

업식은 해소하지 않는 한, 없어지지 않습니다.
이동할 뿐이지, 없어지지는 않습니다.

그래서 약을 계속 먹으면,
멀쩡하던 엉뚱한 곳이 자꾸 연쇄적으로 탈이 나게 되는 것입니다.
그러다 어느 순간엔 더 이상 도망갈 곳이 없는
'막다른 골목'에 이르게 되고,
과거 자신의 잘못을 깨닫게 되는 순간,
이미 '너무 멀리 왔다'는 것을 알게 됩니다.
그래서 '미리미리 고통을 받는 것'이 '신의 선물'인 것입니다.

젊어서 많이 아파 본 사람은,
일찍이 '건강'에 관심을 가질 수밖에 없고,
자연치유, 간헐적 단식, 소식, 생채식,
관장, 충분한 수면, 맨발 걷기…
이런 것에 관심을 가질 수밖에 없게 되어 있습니다.

자연치유의 기본 프로토콜(치유 방법)은 이미 다 나와 있으며,
어디가 아프든 간에 치료 방법은 거의 동일합니다.
피부병이든. 고혈압이든. 당뇨이든. 관절염이든. 암이든.
귓병이든. 눈병이든. 탈모이든. 갑상샘 질환이든. 생식기 질환이든.

병은 달라도 '원인은 하나'이기 때문입니다.
만병일독萬病一毒. '독소' 때문입니다.
독소 – 활성산소, 자유라디칼
그렇다면 이 '독소'라는 놈은 도대체 어디서 온 것일까요?
제가 생각하는 독소의 원인은 '스트레스'입니다.
그렇다면 이 스트레스는 또 어디에서 왔을까요?

탐진치 3독貪瞋癡 3毒.
탐貪 욕심내는 마음
진瞋 화내는 마음
치癡 어리석은 마음 (좋고 나쁨을 분별하는 마음)
이런 마음들이 독소의 '근원'입니다.

'스트레스'를 받게 되면,
우리의 몸은 저절로 '나쁜 음식을 먹게' 되어 있습니다.
안 먹으려 해도, 자꾸 나쁜 음식에 '손'이 가게 되지요.
안 먹고는 못 배깁니다.

'탐진치'의 마음을 내면 '스트레스'가 발생하게 되고,
결국 몸속에 '독소'가 쌓이는 현실이 벌어지게 되어 있습니다.
자석이 가면, 철가루는 언제 가도 따라가게 되어 있습니다.
낮이 길어지면, 기온은 결국 올라갈 수밖에 없습니다.

그러니 욕심내고, 화내고, 스트레스를 받게 되는 순간,
이미 '나쁜 음식'을 먹은 거나 다름이 없다는 말입니다.
이미 '독소'가 내 몸에 쌓인 거나 다름없다는 말입니다.

몸속 독소의 원인은 '나쁜 음식을 먹는 것'에서 왔고,
'나쁜 음식을 먹는 것'의 원인은 '스트레스'에서 왔고,
그 스트레스의 원인은 나의 탐욕과 성냄, 어리석음에서 왔으니,
그러니 탐욕〔貪〕, 성냄〔瞋〕, 어리석음〔癡〕을 제거하는 것이
곧 나의 몸을 건강하게 하는 근본 해법이라 할 수 있는 것입니다.

병은 달라도 '원인은 하나'입니다.
만병일독萬病一毒. '독소' 때문입니다.
어디가 아프든 간에 치료 방법은 거의 동일합니다.
독소를 제거하면 병은 저절로 낫습니다.

그 독소는
탐진치 3독貪瞋癡 3毒
탐貪 욕심내는 마음
진瞋 화내는 마음
치癡 어리석은 마음
이런 마음들로부터 발생한 것입니다.

건강하려면 마음공부를 해야 합니다

'몸의 병'은 '마음의 병'에서 옵니다.
욕심내는 마음, 화내는 마음, 어리석은 마음(분별심),
이런 마음들이 일어나면
내 몸속에 독소가 쌓이는 현실이 벌어지게 됩니다.

잘 생각해 보십시오.
부부싸움을 하거나,
직장에서 상사에게 한 소리 듣고 '스트레스'를 받았을 때,
싱싱한 토마토나 당근이 먹고 싶겠습니까?
아니면 달콤한 슈크림빵, 피자, 혹은 술, 치킨, 떡볶이, 삼겹살
이런 것들이 먹고 싶겠습니까?

신기하게도 '감정'과 '먹는 것'은 서로 '연결'되어 있습니다.
어느 것 하나만 바꾸려 해도 바꿀 수가 없습니다.
'감정'이 '먹는 것'과 연결되어 있다 보니,
'나쁜 음식'을 먹지 않으려면,
스트레스를 안 받는 수밖에 없습니다.

그래서 건강하려면 '마음공부'를 해야 하는 것입니다.
마음공부를 해서 '스트레스를 안 받아야',
몸에 나쁜 음식을 안 먹게 되어 있기 때문입니다.

제가 '자연치유'를 '마음공부'와 연관해서 이야기하는
근본 이유가 바로 이것입니다.
이것이 결국 '하나'이기 때문입니다.
몸 건강과 마음 건강이 '하나'라는 말입니다.

그래서 이제 질문이 바뀌었습니다.

"어떻게 하면 건강해지는가?"라는 질문에서
"어떻게 하면 스트레스를 안 받을 수 있는가?"라는 질문으로.
사실 이 두 질문은 '똑같은 질문'입니다.

저는 그 해답을 옛 성현들의 가르침에서 찾았습니다.

'나쁜 것'이 꼭 나쁜 것만은 아니라는 가르침.
'슬픔'이 곧 '기쁨'이고,
지금 슬프기에, 훗날 기쁜 날이 온다는 그 가르침.
사물의 '한쪽 면'만 보지 말고,
'전체 면'을 다 보아야 한다는 가르침.
소위 '공空의 이치', '불이不二법'이라고 하는 가르침.

슬픔이 곧 기쁨이요.
재앙과 축복이 둘이 아니라는 말씀.
이 말씀들을 진짜 제대로 이해할 수 있게 되면,
사람들이 가지고 있는 스트레스의 거의 대부분이
단번에 날아갈지도 모르겠습니다.

지금까지의 사고 과정을 다시 정리해 보면 이렇습니다.

건강하려면 ⇨ 좋은 것 먹기 ⇨ 좋은 것 먹으려면 ⇨
스트레스 안 받기 ⇨ 스트레스 안 받으려면 ⇨ 마음공부 하기
(좋고 나쁨을 분별하지 않기, 모든 것을 좋게 바라보기)
이렇게 되는 것입니다.

'감정'과 '먹는 것'은 서로 '연결'되어 있습니다.
어느 것 하나만 바꾸려 해도 바꿀 수가 없습니다.
그래서 건강하려면 '마음공부'를 해야 합니다.

몸 건강과 마음 건강은 '하나'입니다.

"인생 이렇게 살아라."

법정 스님의 인생편지 中에서

너무 좋아해도 괴롭고
너무 미워해도 괴롭다.
사실 우리가 알고 있고
겪고 있는 모든 괴로움은
좋아하고 싫어하는 이 두 가지
분별에서 온다고 해도 과언이 아니다.

늙는 괴로움도
젊음을 좋아하는 데서 오고,
병의 괴로움도
건강을 좋아하는 데서 오며,
죽음 또한 삶을 좋아함 즉,
살고자 하는 집착에서 온다.

사랑의 아픔도 사람을
좋아하는 데서 오고,
가난의 괴로움도
부유함을 좋아하는 데서 온다.

이렇듯 모든 괴로움은
좋고 싫은 두 가지
분별로 인해서 온다.

좋고 싫은 것만 없다면
괴로울 것도 없고,
마음은 고요한 평화에 이른다.
그렇다고 사랑하지도 말고
미워하지도 말고 그냥 돌처럼
무감각하게 살라는 말이 아니다.

사랑을 하되 집착이 없어야 하고,
미워하더라도 거기에 오래
머물러서는 안 된다는 말이다.
사랑이 오면 사랑을 하고
미움이 오면 미워하되
머무는 바 없이 해야 한다.

인연 따라 마음을 일으키고
인연 따라 받아들여야 하겠지만
집착만은 놓아야 한다.
이것이 "인연은 받아들이고 집착은 놓는"
걸림 없는 삶이다.

우리는 아파야 살아갈 수 있습니다

아프지 않고서, 우리는 절대 우리 몸에 대해 '공부'하지 않습니다.
아프지 않으면 우리는 우리가 '아픈 이유'
그 '근본 원인'에 대해 생각도 해보지 않습니다.
그래서 몸 아픈 것이 사실 '축복'입니다
아픔을 주시는 것이
하나님(= 부처님, 하느님, 참나, 우주, 하늘, 신)의 '사랑'인 것입니다.

우리의 삶에 있어, '고통'은
반드시 있어야 하는 '좋은 것'이라는 말입니다.
'괴로움'이 없는 사람은 '마음공부'에 전혀 관심이 없습니다.
관심이 있을 수가 없습니다.

기쁨도 고통도, 천사도 악마도,
모두 하나님의 왼팔, 오른팔임을 알아야 합니다.
천사의 뒷모습이 악마이고, 고통의 뒷면이 기쁨입니다.
행운이 불운이고, 불운이 곧 행운입니다.
은혜가 곧 해악이 되고, 해악이 곧 은혜가 됩니다.
그것이 한 세트입니다. 둘 중 하나만 오는 일은 없습니다.

오면 둘 다 오고,
안 오면 둘 다 오지 않습니다.
그러니 '둘'이라고 할 수가 없습니다〔不二〕.

아파야 공부를 하고,
공부를 해야 건강해집니다.
그러니 우리는 아파야 건강해집니다.
그래서 아픈 것이 '신의 선물'인 것입니다.
그러니 지금 아프다고 짜증 낼 필요가 없다는 것입니다.

비가 올 때는, 비가 올 때만 할 수 있는 것을 하면 되듯이.
아플 때는, 아플 때만 할 수 있는 것,
즉 '건강에 관한 공부'를 하면 되는 것입니다.

몸이 아프고, 마음이 괴로운 지금.
지금이 마음공부를 할 최고의 시기입니다.

아파야 공부를 하고
공부를 해야 건강해집니다.
그러니 우리는 아파야 건강해집니다.
그래서 아픈 것이 '신의 선물'인 것입니다.

몸이 아프고, 마음이 괴로운 지금.
지금이 마음공부를 할 최고의 시기입니다.

저에겐 아토피가 저를 지켜주는 수호천사입니다

사람마다 신체에 '가장 약한 곳'이 있습니다.
스트레스를 받고, 몸이 피곤해져서, 면역력이 떨어지면,
그 '가장 약한 곳'이 제일 먼저 탈이 납니다.

귀가 약한 사람은 중이염에 걸리며,
코가 약한 사람은 감기에 걸리며,
저처럼 피부가 약한 사람은, 모낭염이나 아토피가 올라옵니다.
생식기가 약한 분들은 생식기 주변에 감염이 잘 됩니다.
혈관이 약한 분들은 심혈관질환이 잘 생깁니다.
잇몸이 약한 분들은 피곤할 때 치주염이 잘 생깁니다.

저는 스트레스를 받거나,
불량식품을 먹거나, 잠을 충분히 못 자거나 하면,
'피부'에서 제일 먼저 '경보장치'가 울립니다.
경보장치가 아주 기가 막힙니다. 얄짤없습니다.
'불량식품' 혹은 '과식'을 일정 수준 이상으로 이어 나가면,
여지없이 경보가 울립니다.
목이 울긋불긋해지고, 모낭염이 생기거나(뾰루지),
피부가 건조해지고 가려워집니다.
저는 이때, 절대 약(피부과 약)을 먹지 않습니다.
항히스타민제나 스테로이드 약을 먹으면,
가려움이 바로 없어진다는 것쯤은 저도 잘 알고 있습니다.

하지만 '약을 먹는 행위'는 '불을 끄는' 행위가 아닙니다.
그것은 '불을 끄는' 행위가 아닌, '경보장치를' 끄는 행위입니다.

잠시 '염증'을 억제해서, '가려움'을 없애는 것일 뿐,
'독소'는 여전히 몸속에 남아있음을 확연하게 알아차려야 합니다.

재정적으로 힘들다고
자꾸 '대출'에 의존하면 안 되는 것과 그 원리가 같습니다.
그러다가는 언젠가 '펑' 하고 터집니다.
돈이 없을 때는, '쪼들리게' 살아야 합니다.
'없는 살림'에 나 자신을 '적응'시켜야 합니다.

허리띠를 졸라매고, 택시 타던 걸 버스로 바꾸고,
소고기 먹던 걸 김밥으로 바꾸고 살아야 합니다.

바로 그 이치입니다.
몸이 뭔가 경고 신호를 보내줄 때, 그때 알아차려야 합니다.

아~ 내가 요 며칠 사이에, 나쁜 것을 많이 먹었구나.
내가 충분한 휴식을 못 했구나.
내가 운동을 게을리했구나.
몸속에 독소가 많아졌구나.
지금 피가 탁하구나.
하는 것을요.

그럴 때 저는 '디톡스'를 합니다.
여러 방법을 써서 몸속 독소를 제거합니다.

단식도 하고, 소식도 하고, 생채식도 하고, 관장도 하고,
소금물 반신욕도 하고, 맨발 걷기도 하고,
낮에 밀린 잠을 실컷 자기도 하고, 뜨거운 사우나를 하기도 하고,
소금 섭취를 늘리기도 하고, 공복에 레몬즙도 마시고,
마사지를 받으러 가기도 합니다. (부교감신경 항진)

그렇게 하루이틀 디톡스를 해주면, 피부가 고마워합니다.

"진호야 이제 됐어. 이제 살만해. 몸속에 있던 독소를
 많이 배출시켜 줘서 고마워. 밀린 과보를 청산해 줘서 고마워"

그러면 다시 '뽀송한 피부'로 돌아옵니다. 다시 평화가 옵니다.
저는 몸의 다른 곳은 신경도 안 씁니다. 오직 피부만 봅니다.
저는 저의 '피부 상태'만 건강하게 유지하면,
다른 부위는 저절로 아무 탈이 없기 때문입니다.

제가 다른 신체 부위를 신경 쓰지 않고, 피부만 본다고 해서,
여러분들도 '피부만' 신경 쓰면 된다는 말이 아닙니다.
'본질'을 보셔야 합니다.
'저'에게 있어 '피부'가,
'여러분'에게 '어느 부위'인지 잘 체크 해보십시오.
본인에게 있어 어느 부위가 가장 약한지,
어느 부위가 가장 예민한지, 그걸 잘 알아두셔야 합니다.

그걸 찾아내면, 그 '경보장치'가 여러분을 지켜줄 것입니다.
그 경보장치에만 귀 기울이시면,
몸속의 독소는 일정 수치 이상 올라갈 수가 없습니다.
그래서 저에게는, '아토피'가 저를 지켜주는 '수호천사'라는 것입니다.

'작은 문제'를 '완벽히' 틀어막을 수만 있다면,
'큰 문제'는 애초에 발생하지 않습니다.

100만 원도 빚진 적이 없는데,
100억 빚이 생길 리가 있겠습니까?

마찬가지로, 제가 만약 저의 '피부 상태'를
일정 수준 이상으로 나빠지지 않게 잘 '관리'한다면,
저는 절대 큰 병에 걸릴 수가 없다고 생각합니다.

하지만 '약'을 드시는 분들은,
나만의 '경보장치'를 찾기가 어려우실 것입니다.
이미 경보장치를 다 꺼 놓았기 때문입니다.
지금 당장 죽을병이 아니라면,
저는 가능한 한 약을 멀리하시길 권해드립니다.

그리고 내 몸에 있는 '천연 경보장치'를 잘 활용해 보십시오.
내가 어떻게 살아가야 하는지
내가 어떻게 살아가면 안 되는지
나의 경보장치가 말해줄 것입니다.

이 경보장치는
'건강검진' 받는 것보다 훨씬 더 빠르고 정확합니다.

'약'으로 '경보장치'를 끄지만 않는다면,
아무런 '초기 증상'이 없는 질병은 없습니다.

나의 몸이 '괴롭다고' 이야기할 때,
'초반에' 귀를 기울여서, 이를 잘 알아차리시고,
'조기 대응'을 적절하게 잘하십시오.

'초반에' 적절한 대응을 해주면, 몸은 절대 '크게' 삐지지 않습니다.
(배우자처럼요) 그렇게 하면 절대 '큰 병'에 걸리지 않게 됩니다.

내가 나의 병을 적절히 조절만 잘할 수 있다면,
소소한 병 하나쯤 달고 살아가는 것도 크게 나쁘지 않습니다.

제 아내의 잔소리 덕분에, 제가 외골수가 되지 못하는 것처럼
저의 아토피 덕분에, 저는 큰 병에 걸리지 못합니다.

나를 괴롭히는 것처럼 보였던 존재들이
사실 나를 가장 크게 지켜준 존재들이었습니다.

그래서 저는 이제 저의 아내와 아토피를 사랑합니다.
제가 한때, 그렇게 미워했던 이 두 존재가 이제는 정말 고맙습니다.
나쁜 것이 나쁜 것이 아니었습니다. - 불이不二
한순간, 제 눈에 나쁘게 보였던 것뿐이었습니다.

'작은 문제'를 '완벽히' 틀어막을 수 있다면,
'큰 문제'는 애초에 발생하지 않습니다.

나를 괴롭히는 것처럼 보였던 존재들이
사실 나를 가장 크게 지켜준 존재들이었습니다.

늦었지만 나의 아내에게 미안했고, 고맙고,
사랑한다는 말을 전하고 싶습니다.

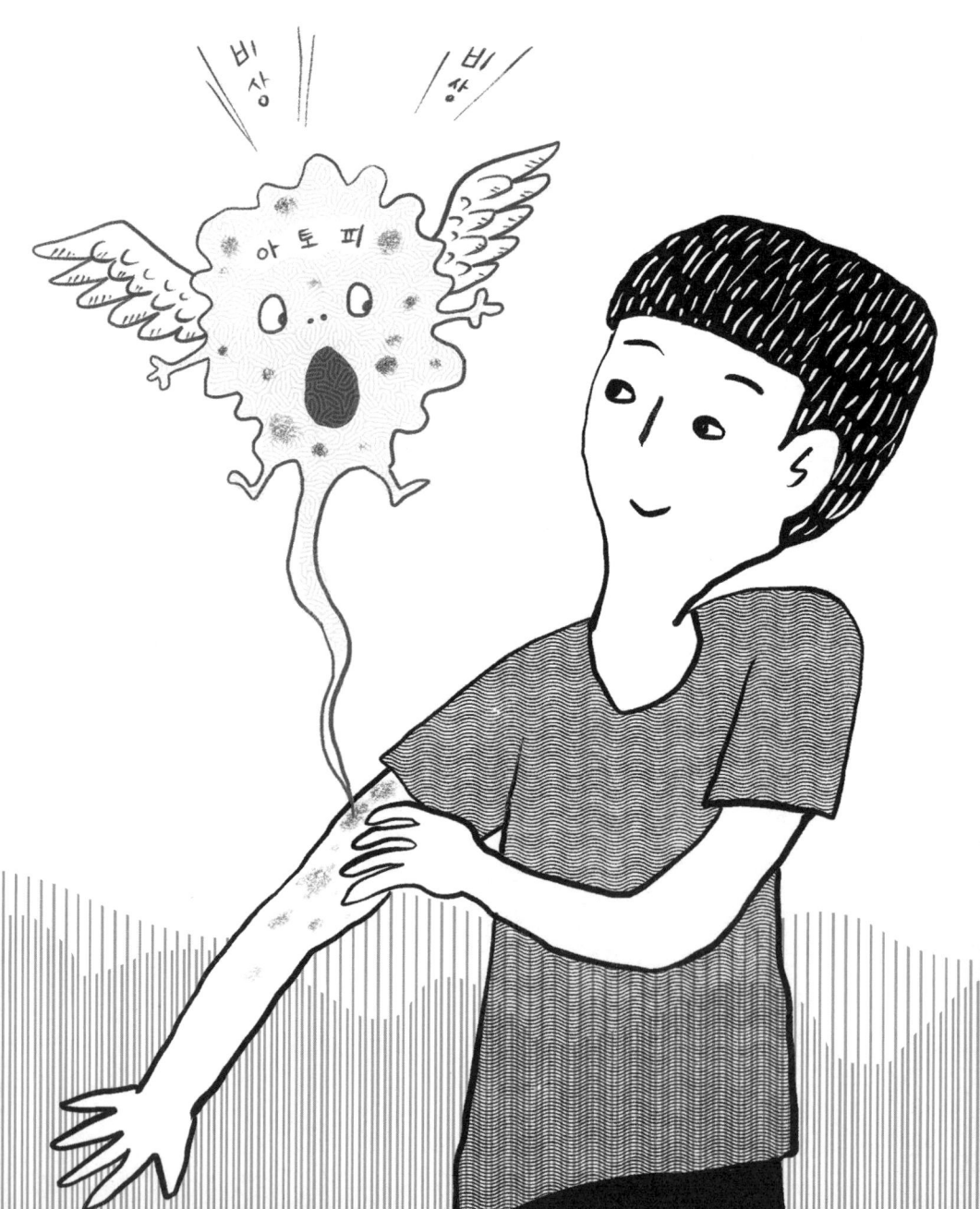

몸이 경고 신호를 보내줄 때, 그때 알아차리셔야 합니다.

아~ 내가 요 며칠 사이에, 나쁜 것을 많이 먹었구나.
내가 스트레스를 많이 받았었구나
내가 욕심을 냈었구나
내가 화내는 마음을 먹었었구나
하는 것을요.

그 경보장치에만 귀 기울이시면, 몸속의 독소는
일정 수치 이상 올라갈 수가 없습니다.
그래서 '아토피'가 저를 지켜주는 '수호천사'라는 것입니다.

모든 질병에는 원인이 있습니다

(몸에 관한 인과의 법칙)

CHAPTER 2. 먹는 것

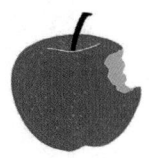

간헐적 단식을 하십시오

배가 '부를 때' 상처가 더 잘 나을까요?
배가 '고플 때' 상처가 더 잘 나을까요?

여러분은 위 질문에 대해 어떻게 생각하십니까?
결론부터 말씀드리자면, 배가 고플 때, 혈당이 낮을 때
즉 '밥을 먹지 않을 때' 상처가 '월등히' 빨리 낫습니다.
그럴 때 '면역력'도 확연하게 증가합니다.
감기와 같은 감염성 질환, 골절과 같은 외상성 질환 등등
그 질환이 무엇이든 상관없이
'단식'은 치유에 있어서 '매우' 유익합니다.

짐승들이 아플 때 아무것도 먹지 않는 것에는
다 그럴만한 이유가 있었던 것입니다.

단식의 원리는 간단합니다.
식당에 손님이 계속 오면,
식당 주인은 식당을 청소할 '여유가' 없습니다.
식당에 손님이 안 오고 '조용한 시간(단식)'이 있어야지만,
비로소 설거지도 하고, 식당 내부를 청소(디톡스)할 수 있는
여유가 생기는 것입니다.
청소를 다 했는데도 손님이 계속 안 온다?
그러면 그때, 식탁을 교체한다든지, 주방 싱크대 수리를 한다든지
하는 '더 큰 수리(재생)'를 할 수 있는 것입니다.
하지만 이때 손님이 다시 들어오면,
기존에 수리하던 작업이 모두 멈춰지고,
다시 손님을 맞이하기(음식물 소화)에 급급해집니다.

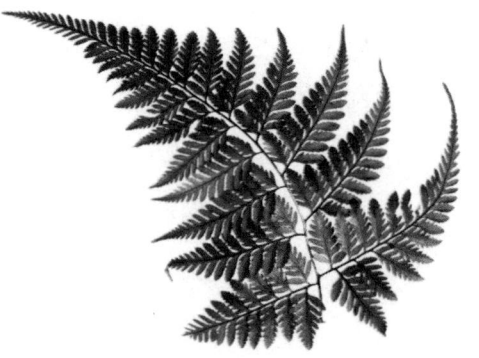

이처럼 '식당'과 '우리 몸'의
원리가 같습니다. 이 우주는
프랙탈fractal(자기유사성 구조)로●
이루어져 있으니까요.

● 프랙탈: '부분이 전체를 닮은 형태'
   나뭇가지, 소라껍데기와 같이 '작은 부분'이 '전체'의 구조와 유사하게 반복되는 패턴

음식물이 몸에 들어오면 우리 몸은
최우선적으로 '음식물 소화'에 신경을 씁니다.
음식물을 소화하는 도중에는 '디톡스'를 할 수가 없습니다.
'디톡스'보다 '음식물 소화'가 우선순위에서 앞서기 때문입니다.

그럼 '음식물 소화'보다 더 우선시되는 것도 있느냐?
있습니다. 만약 호랑이가 쫓아 오면,
우리 몸은 소화기관으로 보내던 혈액을 중지시키고,
모든 혈액을 팔다리 근육으로 집중시킵니다.
빨리 도망가야 하니까요.

우리 몸의 '에너지 사용 우선순위'는 다음과 같습니다.
1. 회피(fight & flight response) : 싸우거나 도망가는 반응.
2. 소화
3. 디톡스

그래서 디톡스를 하려면 1. 회피와 2. 소화를 멈춰주어야 합니다.
직장에서 업무를 줄이고, 스트레스를 줄여주는 것이
1. 회피를 멈춰주는 것이고요.
(현대인에게 호랑이는 직장 상사, 배우자이기 때문입니다)
단식이 바로 2. 소화를 멈춰주는 것입니다.

디톡스를 하고 싶다면,
'신경 쓰이는 모든 일들'을 내려놓거나, 줄이셔야 합니다.
교감신경이 흥분한 상태에서는 디톡스가 일어날 수가 없습니다.
전쟁이 일어났는데,
식당 내부를 수리하고 있을 수는 없지 않겠습니까?

스트레스가 없다는 가정하에서
'단식'을 하면,
'디톡스'의 준비가 된 것입니다.
이때 요구되는 '단식의 최소 시간'은 대략 '12시간'입니다.

요즘 많은 사람들은 '자기 전까지' 먹고, '일어나자마자' 또 먹지요?
소화기관에 쉬는 시간을 안 주는 것이지요.
제가 예전에 그랬습니다.
그 습관이 계속 쌓이고 쌓이다 보니,
저의 몸속에 '독소' 또한, 쌓이고 쌓였던 것 같습니다.
그래서 제가 예전에 배가 나오고, 관절염이 있었던 것이겠지요.

주말이 되면 집안에 쌓아둔 '재활용 쓰레기'를 몰아서 버리듯이,
1년에 한 번씩 치과에 가서 스케일링을 받듯이,
정기적으로 뭔가를 자꾸 버리고, 쓰레기통을 비워줘야 하는데,
그래야 업식이 쌓이지 않는 것인데,
그 원리를 몰랐던 것입니다.

음식 섭취를 끝낸 후 대략 12시간이 지나고 나면,
그때부터 '디톡스'가 되기 시작합니다.
그래서 '16:8 간헐적 단식'*을 하면

16 - 12 = 4

즉, 단식의 마지막 4시간 동안에
실질적인 디톡스가 이루어진다고 생각하면 됩니다.
'하루 4시간'이라는 시간은 짧은 시간이 아닙니다.
하루 4시간 만이라도 '매일' 디톡스를 하게 되면, (간헐적 단식으로)
몸은 상당히 좋아집니다.

저는 현재, '월요일 단식'을 해오고 있습니다.
일주일에 하루, 밥을 먹지 않는 것입니다.
엄밀히 말해서, 완전 단식은 아니고요.
과일과 야채는 먹습니다.

과일과 야채 중에서도 저는 주로 오이와 당근을 먹습니다.
오이와 당근은 당분이 적고, 수분이 많고, 휴대가 편리합니다.
최상의 식사 대용이지요.

• 16:8 간헐적 단식 : 하루 2끼를 8시간 안에 먹고, 나머지 16시간을 금식하는 식이법.
  예) 낮 11시 ~ 저녁 7시까지만 먹고, 나머지 금식.

Tip. 감기의 자연 치유법

감기는 내 몸이 나에게 보내는 경고의 메시지입니다.
'좀 적게 먹고, 쉬어라'는 뜻입니다.
사람도 좋게 말할 때 미리미리 알아들어야 크게 삐지지 않듯이.
내 몸이 콧물로, 가래로
'좋은 말로 할 때' 우리 모두 알아들어야 합니다.
약으로 자꾸만 '내 몸의 입'을 틀어막아 버리면,
어느 순간 내 몸은 크게 삐지게 됩니다.
그때는 답이 없습니다.

1. 이틀간 소금물만 드시고 굶어보십시오.
몸이 좋아지는지 안 좋아지는지.
컨디션이 좋아지는지 안 좋아지는지. 꼭 한번 실험을 해보십시오.
2. '반신욕'을 하십시오.
미생물들은 온도에 매우 민감합니다.
몸의 바깥 온도를 높이기보다는 '심부 온도'를 높여 주어야 합니다.
걷는 행위 역시 심부 온도를 높여 주는 효과가 있습니다.
3. 충분한 잠, 레몬물(혹은 비타민C)

위의 3가지를 모두 지키시면
대부분의 감기는 이틀 만에 수그러듭니다.

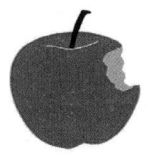

타는 영양소 vs 태우는 영양소

보통 사람들에게 '1~3일간의 단식'은 마치 '보약'과 같습니다.
그 어떤 질병에도 좋을 것이라 생각합니다.
비만인 분들에게는 더 좋겠지요.
저는 개인적으로 '완전 단식' 말고,
오이, 당근과 같은 생야채를
소량 먹으면서 하는 단식을 추천드립니다.

탄수화물, 지방, 단백질은 '타는 영양소'입니다.
반면 비타민, 미네랄, 효소와 같은 영양소는 '태우는 영양소'입니다.

장작불에 비유를 하자면,
타는 영양소는 '장작, 나뭇가지' 이런 것들이고
태우는 영양소는 '산소, 가스 토치' 같은 것들입니다.
장작이 아무리 많아도,
산소나 가스 토치가 없으면 불이 나지 않습니다.
비만인 분들은 어찌 보면 비타민, 미네랄, 효소 같은
태우는 영양소의 '영양결핍'일 지도 모릅니다.
'태우는 영양소'의 결핍으로, 살이 찔 수도 있다는 말이지요.
비만인 분들은 대부분 '생야채'를 거의 먹지 않거든요.

그래서 저는 단식 때, '타는 영양소'는 금식하시되,
'태우는 영양소'는 소량 '드시길' 권합니다.
오이와 당근을 식사 대신 드시면,
아예 안 먹는 것에 비해, 허기짐도 덜 하고,
비타민과 미네랄, 효소도 섭취할 수 있어서 좋습니다.
완전 단식에 비해서, 활력도 더 생겨서 좋습니다.

뱃살 속에 기름 장작은 이미 넉넉하기에
장작은 더 이상 공급하지 않고,
산소와 토치 불만 추가하는 격이지요.
그렇게 해서 불이 활활 타게 만드는 것입니다.
불이 활활 타야 '에너지'가 발생합니다.

밥을 먹고, 고기를 먹고, 음식을 섭취한다고 해서
그 먹은 것들이 다 '에너지'로 전환이 된다고 오해하시면 안 됩니다.
'먹은 것'은 '먹은 것'일 뿐.
그것을 우리 몸에서 태워야, '에너지'가 발생합니다.
원리가 이러하기 때문에
약간의 오이와 당근을(태우는 영양소를) 드시라고 하는 것입니다.

그리고 공복일 때,
수시로 '소금물' 혹은 '레몬물'을 마셔주시면, 더 좋습니다.
소금물은 말 그대로
물에 소금을 타서 간간하게 만든 것을 말하구요.
레몬물은
레몬짜개(다이소에서 2천 원에 구매 가능)로 레몬즙을 짠 후,
그 즙에 물을 희석한 것을 말합니다.
레몬 자체는 산성이지만,
레몬은 몸속에서 소화, 대사되면서
강력한 알칼리(산성화된 혈액을 중화시킴)로 작용합니다.

우리 몸에는 염분(소금)이 반드시 필요한데요.
혈액 내에 있는 영양분을
각 조직에 있는 세포가 끌어당겨서 사용할 때,
그때 염분이 필요합니다.

염분이 없으면,
혈액 내에 영양분이 아무리 많아도
각 조직의 세포들은 굶주리게 됩니다.
그러니 적절한 염분을 공급함으로써,
말단 세포에까지 영양분을 잘 전달할 필요가 있겠습니다.
이것이 소금물을 마셔주는 이유입니다.
각 조직은 영양분을 받아서 좋고,
혈액은 담백해져서(깨끗해져서) 좋은 것이지요.

레몬물에는 '엄청난 효과'가 있습니다.
레몬물은 우리 몸의 '디톡스 속도'를 월등히 향상시킵니다.

레몬에는 '태양의 에너지'가 응축되어 있습니다.
레몬에는 단순히 비타민C가 많아서 좋은 것이 아닙니다.
레몬물을 마시면,
몸속의 무기칼슘-석회 가루가 배출됩니다.
그래서 관절염에 매우 좋습니다.
피부에도 좋고요.
몸속 독소 배출에 레몬물이 크게 도움을 줍니다.
그래서 디톡스 기간 중에(단, 공복일 때)
레몬물을 수시로 마셔주면 좋습니다.

큰 질병을 앓고 있는 분들이 계시다면,
'간헐적 단식'과 '레몬 디톡스'를
병행해 보시길 권해드리고 싶습니다.
간헐적 단식으로 새로운 독소의 유입을 막고,
레몬 디톡스로 기존의 독소를 배출시키는 원리입니다.

단, 레몬물은 '공복에' 드시기를 추천드립니다.
공복에 레몬물을 드시면, 우리 몸 곳곳이 '살아나게 되고',
밥을 먹지 않아도, 우리 몸은 에너지를 생산해 내게 됩니다.
레몬이 강력한 '태우는 영양소'이기 때문입니다.
레몬은 몸속 곳곳에 있는 찌꺼기들을
다 '에너지원'으로 태워버립니다.
이때 혈액도 깨끗해지고,
혈관 내벽도 깨끗하게 '청소'가 되는 것입니다.
그러니 심혈관질환 예방에도 레몬은 매우 좋습니다.

한 가지 주의하실 점이 있다면,
위염이 있는 분들에게는
레몬물이 '속 쓰림'을 발생시킬 수 있습니다.
그런 분들은 레몬물을 더 많이 희석해서 드셔야 합니다.
레몬물을 드셨을 때, 속 쓰림이 있다 하는 분들은
위염을 먼저 치료해야 합니다.

위염을 치료하려면
한동안 위장 속에 음식물이 들어가지 않게 해서,
우리 몸이 위장 내벽을 치유할 '시간'을 확보해 주어야 합니다.
그것이 '단식'입니다.
단식과 숯가루(식용)를 함께 활용하신다면
위염에 큰 도움이 될 것입니다.

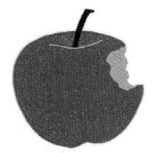

지방 대사

사람의 몸은 크게 '두 가지 에너지원'을 주로 사용합니다.
첫 번째가 '탄수화물'이고, 두 번째가 '지방'입니다.
우리의 몸이 마치 '전기'와 '휘발유' 모두를 사용하는
'하이브리드 자동차'와 같다는 말입니다.
그런데 우리 몸은 '탄수화물'이 있는 한,
'지방'을 에너지원으로 사용하지 않습니다.

우리 현대인 대부분은,
우리의 몸이 '하이브리드 자동차'라는 것을 망각하고,
'탄수화물'만을 에너지원으로 사용하고 있습니다.
'지방'을 사용해서 에너지를 만들어 내는
우리 몸의 '지방공장'을 몇십 년째 놀리고 있는 상황입니다.
12시간 이상 공복 상태가 되어야 지방공장이 돌아가는데
12시간 이상 공복 상태를 유지한 적이 없어서 그렇습니다.
지방공장이 돌아가지 않는다는 말은
'지방 대사'가 이루어지고 있지 않다는 말입니다.

단식이 시작되면,
우리 몸은
간(liver)에 저장해둔 탄수화물을 먼저 쓰기 시작합니다.
이 탄수화물 도시락은
마지막 식사가 끝나고
12시간 후부터 그 양이 많이 줄어들기 시작해서,
48시간이면 완전히 고갈됩니다.
탄수화물 도시락량이 줄어들수록,
그 부족한 양만큼,
우리 몸은 '지방'을 분해해서 에너지를 충당하기 시작합니다.
그렇게 해서 우리 몸은
생산하는 에너지의 '총량'을 일정하게 맞추어줍니다.

그런데 문제는,
우리가 지방을 분해하여 에너지를 생산하는 '지방공장'을
너무 오랫동안 안 쓰고 방치해 왔다는 점입니다.
너무 사용을 안 하다 보니,
공장에 먼지가 끼고,
직원들도 다 놀러 가고 없고, 뭐 그런 식이라는 겁니다.
그래서 12시간 이상 밥을 먹지 않으면,
힘이 빠지고, 머리가 어지럽거나,
손이 떨리는 현상이 나타나는 것입니다.

이게 다 탄수화물/지방 에너지원 전환(대사 전환)이
쉽게 안 되어서 생기는 문제입니다.
이 문제가 바로 대부분의 사람들에게 있어,
단식을 실천하지 못하게 하는 가장 큰 장애 요인입니다.
이럴 때 '계속' 안 먹어야 합니다. (이 부분이 매우 중요합니다)

이 순간이 고비입니다.
그때 계속 안 먹어줘야,
지방 공장이 '진짜로' 가동되기 시작합니다.
그러면 놀러 나갔던 직원들이 허겁지겁 돌아옵니다.
그렇게 '지방 공장'이 정상적으로 돌아가기 시작하면,
갑자기 '에너지 생산량'이 많아지게 되고,
허기짐으로부터 많이 자유로워집니다.

그때부터는 밥을 먹지 않아도
일상생활을 하는 데 아무런 지장이 없게 됩니다.

잘 생각해 보십시오.
옛날 사람들에게 '하루이틀 굶는 건' 다반사였습니다.
만약 그렇게 해서, 큰일 날 것 같으면,
온 인류가 벌써 다 굶어서 죽었겠지요?
정상적인 사람은 하루이틀 굶는다고 해서
절대 큰일이 일어나지 않습니다. (오히려 더 건강해지지요)

그렇게 배고픔을 이겨내고,
12시간을 넘겨
16시간, 혹은 24시간 단식을 해 버릇을 하면,
우리 몸은 그제야 거기에 적응하기 시작합니다.

아~ 우리 주인은 이제, 수시로 밥을 안 먹을 때가 있구나
이제부터 언제든지 지방공장을 돌릴 준비를 해놓아야겠다
라고 우리 몸이 생각을 하는 겁니다.

이때부터
간헐적 단식, 혹은 일주일에 하루 단식,
이런 것들이 조금 쉬워집니다.

허기짐이나, 힘 빠지는 현상이 확연히 줄어듭니다.
탄수화물/지방 에너지원 전환(대사전환)이 훨씬 수월해집니다.

지방을 에너지원으로 쓰지 않을 때는,
혈관 내에 있는 끈적끈적한 지방 덩어리들이
우리에게 '쓰레기'나 마찬가지입니다.
콜레스테롤 덩어리 같은 것들 말이지요.
이런 것들이 우리의 혈관을 막습니다.
혈관이 막히니,
심장은 반대작용으로 더 강하게 역할을 하게 되고,
그래서 '고혈압'과 같은 '심혈관질환'이 생기는 것이지요.
하지만, '지방'을 에너지원으로 사용을 하게 되면,
여기서 놀라운 일이 벌어집니다.

우리 몸이
혈관 속의 끈적끈적한 찌꺼기들을
'에너지원'으로 사용해 버리는 것입니다.
집에 나뒹구는 '빈 병들이' 순식간에 '돈'으로 바뀌는 순간입니다.
물론 그 빈 병들이 돈으로 얼마가 되겠습니까마는,
그래도 이 일로
온 집 안에 나뒹구는 빈 병들이 싹 다 '청소'가 된다는 뜻입니다.
얼마나 좋습니까?

그래서 등산하는 사람들에게 '심혈관질환'이 없는 것입니다.
등산하는 사람들은 고혈압으로부터 자유롭습니다.
'공복에 하는 등산'은 아주 '보약'입니다.
등산하는 날은 '혈관 대청소하는 날'인 것입니다.

단, 등산을 하러 가서
막걸리에, 파전에, 라면을 잔뜩 드시고 온다면…
그건 혈관 대청소가 아니겠지요?

저는 앞에서,
'12시간 공복'이 되어야 디톡스가 되기 시작한다고 말씀드렸습니다.
그런데 그 공복 시간 동안
등산을 하거나, 걷거나, 가볍게 달리기를 하는 등
'에너지 소비'를 늘리게 되면,
지방 대사로의 전환이 훨씬 더 빠르게 이루어질 수 있습니다.
이렇게 공복에 운동을 하면,
12시간이 아닌 6~8시간 만에도 '지방 대사'가 시작될 수 있습니다.
그렇게 되면, 같은 공복 시간이라도
디톡스되는 양이 월등히 늘어납니다.

'지방공장'에서 지방을 분해하기 시작하면,
혈액 내 '케톤체'(ketone bodies, 지방분해 산물) 농도가 올라갑니다.
이 '케톤체'는 포도당을 대신하여 에너지원으로 사용됩니다.

우리 몸이 에너지원으로 포도당이 아닌
'케톤체'를 사용하게 되면, 장점이 어마어마합니다.
제가 생각하는 '지방 대사'의 가장 큰 장점은 다음의 3가지입니다.

1. 허기지지 않습니다.
지방 대사는 은은하게 오래 탑니다.
탄수화물 대사처럼
혈당이 팍 솟구쳤다가 확 떨어지는 그런 것이 없습니다.
그래서 감정이 '평온'해집니다.
평정심이 유지됩니다.

기분이 확 좋았다가, 우울했다 하는 사람들은
'혈당'을 조절하는 방법을 공부해야 합니다.

'혈당과 기분'은 생각보다 훨씬 더 밀접하게 연관이 되어 있습니다.
우리는 우리의 혈당을 조절함으로써
우리의 기분도 함께 조절할 수가 있습니다.
그래서 저는, 우울증이 있는 분들은
'당뇨'가 있을 가능성이 매우 크다고 생각합니다.
혈당을 잡으면, 기분 또한 잡을 수 있습니다.

2. 미생물 감염에 대한 면역력이 엄청 강력해집니다.
지나가는 길에 설탕물을 뿌리면 개미가 꼬이지만,
올리브유는 아무리 뿌려도 개미가 꼬이지 않습니다.
이 원리는 우리 몸의 안이나 밖이나 똑같이 적용됩니다.
벌레들은 언제나 '단 것'을 좋아하고,
벌레들은 언제나 '적당히 지저분한 곳'을 좋아합니다.

우리 몸이 케톤체를 에너지원으로 쓰기 시작하면,
우리 몸의 혈당은 100mg/dL 이하로 떨어져서
70~100mg/dL 사이가 유지됩니다.
피가 엄청 '담백'해지는 것이지요.

자연히 기생충이나, 박테리아, 바이러스들이 살아가기에
부적합한 환경이 됩니다.
그래서 우리 몸의 '면역력'이 훨씬 더 강력해지는 것입니다.

3. 정신력이 월등히 높아집니다.
우리의 뇌는
'포도당'만을 에너지원으로 사용할 수 있는 것이 절대 아닙니다.
우리 뇌는 '케톤체'를 에너지원으로 사용할 수 있습니다.
뇌가 케톤체를 사용하기 시작하면,
뇌의 성능이 완전히 달라집니다.
'영적 능력'이 월등히 향상됩니다.

예수님도 40일을 금식하시며,
기도와 묵상에 집중하셨고,
석가모니 부처님 또한
오랜 기간 동안 음식을 드시지 않으면서,
명상을 많이 하셨습니다.
그러시면서 깨달음을 얻으셨습니다.
이것은 절대 절대 우연의 일치가 아닙니다.

제가 명상을 잘하는 사람은 아닙니다만,
뇌가 '케톤체'를 사용하는 상태에서 하는 명상이,
뇌가 '포도당'을 사용하는 상태에서 하는 명상보다
'압도적으로' 효과가 좋습니다.

사람이 '스마트'해집니다.
그리고 '절제력'이 월등히 향상됩니다.
현실 창조 능력이 훨씬 더 강력해집니다.

그래서 간절한 소원이 있으신 분들에게는
'1주일 단식기도'를 한번 추천해 드립니다.

실천하기 어려운 만큼. 효과는 보장됩니다.
내가 뭔가를 크게 '희생'하는 만큼,
얻는 것 또한 많아지는 법입니다.

단식기도와 새벽기도의 효과가 좋은 이유는,

그 시간 동안 뇌가

케톤체를 에너지원으로 사용함으로써

한순간, 사람의 '영적 능력'이 크게 향상되기 때문입니다.

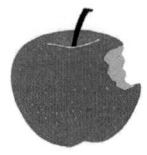

그나마 쉽게 단식하는 노하우

제가 추천드리는 자연치유 방법 중 가장 핵심은
한마디로, '단식'이라고 이야기할 수 있습니다.
그런데 이 방법에는 '약점'이 하나 있습니다.
그것은 '실천하기가 좀 어렵다'는 것입니다.
배가 고프기 때문이지요.
잠시라도 배가 고프면
우리는 지금껏 늘 뭔가를 먹어왔기 때문입니다.

이 '배고픔' 때문에 저도 수없이 단식에 실패했었습니다.
수많은 시행착오 끝에,
나름 저만의 노하우가 조금씩 쌓이게 되었습니다.
그중 몇 가지를 이번 장을 통해 공유해 보겠습니다.

1. 과자 하나, 빵 한 조각 등 작은 음식을 주의해야 합니다.
단식 기간 중에 당분은 '마약'과 같습니다.
마약은 마약을 부릅니다.
조금이라도 드시게 되면, 절대 '조금'으로 끝나지 않습니다.
먹으면 먹을수록 허기지게 되어서,
결국 '폭식'을 하게 되어 있습니다.
아예 조금의 음식조차, '시작'을 하지 마십시오.
나쁜 것을 안 하는 방법은
'나쁜 것을 아예 시작도 안 하는 것' 뿐입니다.

2. 따뜻한 소금물을 자주 드십시오.
정말 허기질 때
'따뜻한 소금물' 한 잔은 생각보다 많은 도움이 됩니다.
단식 도중에도 '염분'은 꼭 챙겨 드시길 권해드립니다.
동치미 국물, 된장국 국물 이런 것들은
단식 도중, 우리 몸에 많은 '기력'을 불어넣어 줍니다.
집에서 소금물을 먹는 것과
병원에서 링거를 맞는 것은 똑같은 행위입니다.

3. 걷기, 등산, 자전거 타기 등 유산소 운동을 하십시오.
그냥 가만히 있기도 힘든데, 걸으라니.
이게 무슨 소리냐 싶지요?
몸에 에너지가 없을 때, '그때' 걸으셔야 합니다.
그러면 '지방공장'이 더 빨리 가동됩니다.
지방을 태워서 에너지를 생산해 주는 '지방공장'이 돌아가면
우리 몸은 다시 새로운 동력원을 얻게 되어 쌩쌩해집니다.
30분~1시간 걷거나 혹은 정말 가볍게 뛰어 보십시오.
배고프고 당 떨어지는 느낌이 신기하게 없어질 것입니다.
한번 '배고픔'을 이기게 되면, 기대하십시오.
그때부터 몸과 마음의 '평온'이 시작됩니다.
그때부터 '우리 몸의 대청소'가 시작되는 것입니다.

4. 단식 도중에는 절대 '과일'을 드시지 마십시오.
밥을 먹지 않고,
과일로 한 끼를 때우고 넘어가는 '과일식'은
우리 몸에 매우 좋습니다.
제 말은 '과일이 몸에 나쁘다'는 뜻이 아닙니다.
다만, 과일에는 당분이 꽤 많기 때문에,
'단식 기간' 중에 과일(특히 단 과일)을 먹게 되면,
우리 몸은 '지방공장'을 가동시키지 않습니다.
그렇게 되면 단식을 이어 나가기가 힘들어집니다.

과일을 먹게 되면,
자꾸 뭔가를 더 먹고 싶어지게 되어 있다는 말입니다.
즉, 과일이 '단식을 깬다'는 말입니다.

5. 달력에, 오늘 나와의 승부를 '기록'하십시오.
오늘 하루 '내가' 이겼는지? '나의 몸이' 이겼는지,
그 결과를 달력에 기록해 보십시오.
결과를 '눈에 보이게' 하면, 신기하게 '조절력'은 크게 향상됩니다.

6. 단식하기 전날 '충분한 수면'을 취하십시오.
잠을 충분히 자라는 말은 '의지 에너지'를 완충하라는 뜻입니다.
잠이 부족한 상태에서는, 사람의 '정신력'이 떨어지게 되어있고,
그 상태에서 우리는
우리가 원하는 현실을 창조할 수 없게 됩니다.
'충분한 잠'과 '단식의 실천'은
여러분이 생각하시는 것보다 '훨씬 더 크게' 연관이 되어 있습니다.
단식을 실천해야 하는 날인데, 너무 배고프다 싶으면
'낮잠'을 주무십시오.
'충분한 잠'은 나 자신과의 싸움에서
'총알을 충전'시켜 주는 것이나 마찬가지입니다.
어떤 일을 하든 간에, 충분한 잠은 반드시 필요합니다.

7. '스트레스'를 받지 마십시오.
단식 기간 동안 '육체적인' 일을 하는 것은
단식에 아무런 방해가 되지 않습니다.
(너무 강도가 강한 육체노동은 제외)
오히려, 일을 함으로써 시간이 빨리 지나가게 되고,
'지방공장'을 좀 더 쉽게 돌리게 함으로써 단식에 '긍정적'입니다.
하지만 '정신적'으로 스트레스를 받게 되면,
그때는 단식을 이어가지 못할 가능성이 매우 커집니다.
정신적인 스트레스는 사람의 몸이 '당분'을 갈망하게 만듭니다.
그러니 단식 기간 동안에는
'정신적 스트레스를 주는 일정'을
처음부터 잡지 않는 것이 좋습니다.

8. 허기질 때 '오이' 혹은 '당근'을 쌈장에 찍어 드십시오.
오이, 당근 속에는 '태우는 영양소'가 들어있습니다.
'살아있는 수분'을 섭취하기 위해서도 오이와 당근은 매우 좋습니다.
단식 기간 중에 쌈장을 드셔보시면,
우리 몸이 쌈장을 매우 '원한다'는 것을 알게 됩니다.
단식 기간 중 우리 몸에는 염분이 절대적으로 필요합니다.

단식할 때 '오이, 당근 + 쌈장' 이것 하나만 아셔도
엄청난 '무기'를 획득하신 것입니다.

9. 단식을 지인과 '함께' 하십시오.

힘든 일을 할 때는
혼자 하는 것보다 '함께' 하면 훨씬 쉽게 실천할 수 있습니다.
그것이 '페이스 메이커 pace maker'의 역할입니다.
친구 혹은 가족과 '함께' 단식을 해보십시오.
실천하기가 한결 쉬워질 것입니다.
사람은 서로서로 의지해야 큰일을 할 수 있습니다.
큰일은 절대 '혼자서' 해낼 수 없습니다.

10. 단식에 관한 '책'을 반드시 읽으십시오.
'간헐적 단식', '1일 1식', '케토제닉 다이어트'와 관련된 서적을
반드시 읽어 보십시오.
책을 읽으면 '실천'은 저절로 됩니다.
단식은 '의지'로 되는 문제가 아닙니다.
'왜' 해야 하는지, '어떻게' 해야 하는지를 알게 되면
단식은 '저절로' 실천됩니다.

여러분이 가지고 있는 수많은 질병의 치료법이
케토제닉 다이어트(지방 대사) 안에 숨어있을 가능성이
굉장히 크다고 저는 생각합니다.
'단식'과 '케토제닉 다이어트(저탄고지)'*에 관해
꼭 공부해 보십시오. 분명히 '큰 것'을 얻으실 것입니다.

• 저탄고지:탄수화물 섭취량을 제한하고 지방 섭취량을 늘리는 식이 방법

나무를 베는 데 6시간이 주어지면,
현명한 사람은
4시간을 '도끼 가는 데' 사용한다고 합니다.
무작정 덤비기보다는 '지혜'가 필요합니다.
'고수들의 지혜'를 단돈 2만 원에 당겨서 쓰십시오.
단식의 실패는 '의지력'의 문제가 아닙니다.
'정확한 방법'을 모르기 때문에 실패하는 것입니다.
꼭 '단식'에 관한 '책'을 읽어 보십시오.

단식 때 '허기짐'으로 인한 '고통의 시간'은 생각보다 길지 않습니다.
최고 클라이맥스로 배고픈 시간은, '2시간'을 잘 넘지 않습니다.
그 '고비'만 잘 넘기면 됩니다.
그 고비의 시간을 '소금물'과 '걷기', '낮잠', '오이'로 이겨내십시오.
과정이 힘든 만큼, 보상은 매우 큽니다.

단식은 직접 실천해 보면 해볼수록,
본인만의 노하우가 늘어납니다.
자주 단식을 실천하다 보면
'지방공장'을 최대한 빨리 가동하는 방법을 스스로 터득하게 됩니다.

'단식'을 자유자재로 할 수 있게만 된다면,
건강의 80%는 이미 획득한 것과 같다고 할 수 있습니다.

단식은 '칼 없는 수술'이라 했습니다.
그만큼 효과가 빠르고 확실합니다.
반드시 '단식'을 내 것으로 만드십시오.

행복에 있어 '건강'은 필수이고,
건강에 있어 '단식' 또한 필수입니다.

'비움' 없이, '채움'은 있을 수 없습니다.
채움보다 비움이 훨씬 더 중요합니다.

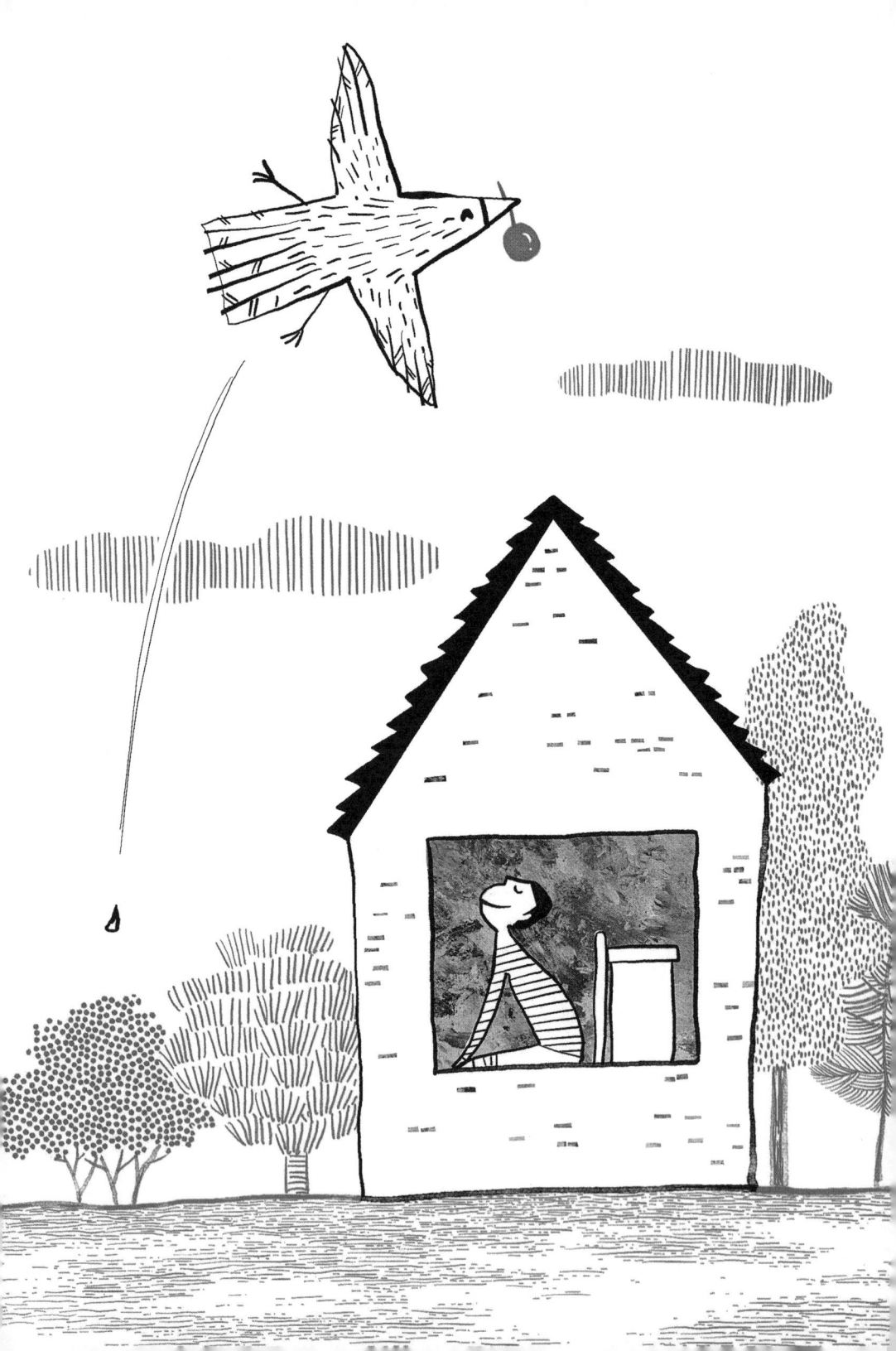

행복에 있어 '건강'은 필수이고,
건강에 있어 '단식' 또한 필수입니다.

'비움' 없이, '채움'은 있을 수 없습니다.
채움보다 비움이 훨씬 더 중요합니다.

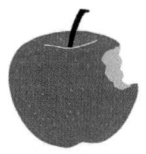

단식만큼 중요한 보식

이틀 이상의 장시간 단식을 하고 난 후에는,
평소 드시던 일반적인 음식을 '바로' 드시면 안 됩니다.
소화 기관이 놀랄 수 있기 때문입니다.

음식의 '양'도 평소 드시던 양보다 '적게',
음식의 '종류'도 평소 드시던 음식보다
'소화가 잘되는' 음식으로 드셔주는 것이 좋습니다.
이를 '보식補食'이라 합니다.

보식은 단식만큼이나 중요합니다.
보식을 올바르게 하지 않으면,
'폭식'으로 이어져서
오히려 몸을 망가뜨릴 수도 있기 때문입니다.

보식으로는 과일, 혹은 샐러드, 미음 같은 것을 드시면 됩니다.
특별히 어려운 내용은 없습니다.

다만, 단식이 끝나자마자,
'무거운' 음식, 혈당을 바로 올리는 음식,
몸에 '나쁜' 음식을 드시는 것은 피하셔야 합니다.
이때 나쁜 음식을 드시면 평소보다 훨씬 더 해롭습니다.

단식 기간에 따라, '한 끼' 혹은 '두 끼'를
그렇게 '가볍게' 드시면 됩니다.

누구는 이렇게 이야기를 하더군요
'단식보다 보식이 더 중요하다' 라고요.

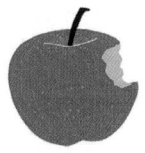

하루 3끼는 너무 과식입니다

현대인들은 대부분 하루에 '3끼'를 먹습니다.
그것을 당연하다고 생각합니다.
한 끼라도 굶으면 큰일 난다고 생각하는 것 같습니다.

어떤 분들은 하루 3끼가 아닌
간식에 야식까지 합쳐서 하루 4끼, 5끼를 먹습니다.

그러면서 관절이 왜 아픈지,
만성피로가 왜 생기는지,
몸의 여러 군데에 왜 질병이 생기는지,
그 원인을 '의아해하곤' 합니다.

'하루 3끼'는 정해진 법칙이 아닙니다.
우리 인류가 3끼를 꼬박 챙겨 먹기 시작한 것은
불과 몇백 년 되지도 않았습니다.
농부처럼 육체를 사용해야 하는
'육체노동자' 같은 경우에는 하루 3끼가 맞습니다만,
요즘처럼 '사무실에서' 대부분의 업무를 처리하는 경우,
하루 3끼는 너무나도 '과식'입니다.

아침 식사를 생략하시던지, 저녁 식사를 생략하시던지.
본인의 라이프 스타일에 맞게,
이것도 해보시고, 저것도 해보십시오.
어느 것이 나에게 더 좋은지 직접 확인해 보십시오.

하루 3끼 드시던 것을, 하루 2끼로만 바꾸어도,
삶은 엄청나게 바뀝니다.

여유시간도 늘어나고요.
에너지도 훨씬 늘어납니다.
피로감도 훨씬 줄어듭니다.
만약 저녁을 안 드시게 되면,
수면의 질도 훨씬 개선됩니다.

소화기관의 '쉬는 시간'이 늘어나기 때문에,
소화액의 부족함도 없어지며,
소화도 더 잘 되게 됩니다.
(나이가 들수록 소화액은 부족해집니다)
소화액이 충분해지니, 불완전 소화되는 확률이 줄어들며,
그로 인한 독소 발생도 적어집니다.
자연히 만성염증이 줄어들 수밖에 없습니다.

'1일 2식'을 먼저 생활화해 보십시오.
그리고 회식이 있어서 과식해야 할 자리가 있을 경우,
그다음 날은 '1일 1식'도 한번 시도해 보십시오.
과식을 하더라도, '한 끼만' 그렇게 과식을 하고,
그다음 끼니를 쉬어준다면,
우리 몸은 그 쉬어주는 시간 동안
충분히 '회복'할 수 있습니다.

우리의 몸에게
밀린 숙제 - (디톡스)를 할 수 있는
여유시간 - (공복시간)을 주자는 겁니다.

1일 1식 혹은 1일 2식. 이것이 좋은지 나쁜지.
얼마만큼 좋은지는 직접 해보셔야 압니다.

소화기관을 '쉬게 해주는 것'이 얼마나 중요한지
직접 한번 느껴보십시오.

1일 1식 혹은 1일 2식 이것(간헐적 단식)만 잘 실천하셔도
정말 웬만한 질병들은 정말 많이 없어질 것입니다.

1일 2식이 '현상 유지'의 개념이라면
1일 1식은 현상 유지를 넘어, '치유'의 개념입니다.
적절하게 잘 활용해 보시기 바랍니다.

이것 역시 '간헐적 단식'에 관한 책을 몇 권 읽어 보면
저절로 그 원리를 알게 되고,
저절로 실천해 보게 되어 있습니다.

책 읽는 것이 '둘러 가는' 것처럼 보여도,
그것이 가장 '질러가는' 길입니다.

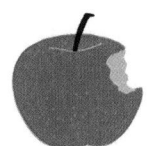 

채우는 것보다
비우는 것이 훨씬 더 중요합니다

사람이 잘못을 했으면, 사과를 해야 합니다.
빚을 졌으면, 갚아야 합니다.
내 몸을 혹사시켰으면, 휴가를 줘야 합니다.

과식을 했으면, 적어도 한 끼는 건너뛰십시오.
낮에 식사한 것이 아직 소화가 덜 되었는데,
저녁 식사 시간이 되었다고,
또 저녁을 드시는 것은 매우 잘못된 행동입니다.
이것은 내 몸에 '죄'를 짓는 행동입니다.
그럴 때는 과감하게 한 끼를 건너뛰십시오.
따뜻한 소금물 한잔으로 끼니를 대신하십시오.

앞 챕터에서 이미 다 이야기했던 것을
여기서 한 번 더 강조해서 이야기하는 이유는
이 간단한 사실이 너무나도 중요하기 때문입니다.

세탁이 다 완료되지도 않았는데
도중에 새로운 빨랫감을 넣지 말라는 말입니다.

요즘 사람들은 '못 먹어서' 질병에 걸리는 것이 아닙니다.
보나 마나 '너무 과하게' 먹어서,
'너무 자주' 먹어서 질병에 걸리는 것입니다.
그래서 제가 계속 '비우는 것'를 강조하는 것입니다.

'채우는 것'보다 '비우는 것'이 훨씬 더 중요합니다.
채우는 것이 '안 중요하다'는 말이 아닙니다. 중요하지요.
하지만 비우는 것은 '훨씬 더' 중요합니다.

건강은
몸에 좋은 것을 '먹어서' 얻어지는 것이 아닙니다.
몸에 나쁜 것을 '먹지 않으면' 저절로 건강해집니다.

저는 단식을 해보면서 이 말을 뼈저리게 느꼈습니다.
아무것도 안 먹는데 몸이 너무 좋아지는 겁니다.

보통 사람들은 '잘 먹어야 건강해진다'라고 생각하지 않습니까?
그런데 그것이 아니라는 겁니다.

조선 시대에는 '잘 먹어야 건강해진다'는 말이 맞았지요.
그때는 다들 '못 먹어서' 문제였으니까요.
하지만 현대에는 아닙니다.
오늘날에는 오히려 '먹는 것을 줄여야 건강해집니다'
시대와 장소에 따라서 '옳고 그름'은 달라질 수 있습니다.
현대에는 분명 '먹는 것을 줄여야 건강해집니다'

기억하십시오.
오늘날에는 '단식이 보약입니다'

어떤 사람에게 '장점'이 아무리 많이 있다 하더라도,
'치명적인 단점' 하나가 있으면
저는 그 사람을 제 주변에 두지 않습니다.

어떤 사람과 '관계 개선'을 하고 싶으면,
그 사람이 '좋아하는 행동'을 하기에 앞서
그 사람이 '싫어하는 행동'을 하지 않아야 합니다.

행복하려면
즐거운 시간을 늘리는 것보다
괴로운 시간을 없애는 것이 더 중요합니다.

성공하려면
좋은 습관을 들이는 것보다
나쁜 습관을 없애는 것이 더 중요합니다.

원리가 이와 같습니다.
그래서 채우는 것보다 '비우는 것'이 더 중요하다는 것입니다.
그래서 디톡스Detox가 중요합니다.

과식을 했으면
최소한 '한 끼만이라도' 건너뛰십시오.
우리의 몸에게 '회복의 시간'을 주어야 합니다.

좋은 것을 '채우려고' 노력하시기보다,
나쁜 것을 '비우려고' 노력하십시오.

몸에 좋은 것을 '먹어서' 건강해지는 것이 아닙니다.
몸에 나쁜 것을 '먹지 않으면' 저절로 건강해집니다.

좋은 것을 '채우려고' 노력하시기보다,
나쁜 것을 '비우려고' 노력하십시오.

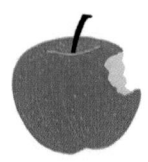

사람은 생과일과 생야채를 먹어야 합니다

개를 키워보신 분들은 아시겠지만,
개를 '개처럼' 키우려면, 먹이로 '사료'를 줘야 합니다.
그래야 개가 온순하고 사람 말을 잘 듣습니다.
그런데 그 '사료'를 먹이던 개에게,
'날고기'를 먹여보면,
개가 확 바뀌는 걸 알 수 있습니다.
욕심이 많아지고, 성질도 사나워지며,
내 것, 내 밥, 내 장난감, 내 영역, 내 주인을 밝히게 되며,
소유욕, 야성이 살아납니다.
서열을 높이고 싶어 하는 '본능'도 살아납니다.

개를 키우는 '주인'의 입장에서 보면,
이것이 나쁘다고 할 수 있지만,
순전히 '개'의 입장에서 보면,
어찌 보면 이것이 더 진정한 '개다운' 모습이 아닌가 싶습니다.
'개'의 입장에서 '사료'는 '좋은 음식'이 아니란 말입니다.

'후성유전학'이라고 들어보셨습니까?
똑같은 유전자라도 '먹는 음식'에 따라,
'유전자 발현 스위치'를 켤 수도 있고, 끌 수도 있다는 이론입니다.

사람들이 말하는 '체질'을 한번 살펴봅시다.
'체질'은 보통 바뀌지 않는 것처럼 말하지만,
'먹는 음식'과 '사는 환경'을 바꿔주면,
'같은' 유전자라도 '체질'은 바뀝니다.

뚱뚱한 체질이 '야생 음식 - 생식生食'을 장시간 접하게 되면,
저절로 '날씬한' 체질로 바뀌게 됩니다.
저도 한때 뚱뚱할 때 20kg 정도의 체중감량을 해 본 적이 있습니다.
그러면서 그때 깨달았습니다.

아~ 내가 '본래부터' 통통한 체질은 아니었구나.
사람의 체질이라는 것이 바꾸기가 어려워서 그렇지.
바꿀 수도 있는 거구나. 하는 것을 깨달았습니다.

이것은 가설이 아닙니다.
야생동물을 보십시오. 비만이 어디 있습니까?
야생말, 야생 늑대 중에 단 한 마리라도
비만인 야생 짐승을 본 적이 있으십니까?
집에서 사람이 키우는 개, 고양이에게는 '비만'이 있지만,
야생 개, 야생 고양이에게는 비만이 없습니다.

사람도 이와 같습니다.
먹는 음식만 '야생의 것', '날 것'으로 바꾸어줘도,
비만을 비롯해 수많은 만성질환은 저절로 사라지게 될 것입니다.
질병이 마치 사람들에게
'너희들 그렇게 살면 안 돼. 자연으로 되돌아가'
라며 살아가야 하는 '방향'을 제시해 주는 것 같습니다.

'벌(bee)'도 잘 살펴보면 참 신기합니다.
'똑같은 유전자'를 가진 '암컷 벌'도
애벌레일 때 '로열젤리'를 얼마만큼 '오래' 먹느냐에 따라,
여왕벌(6일)이 되기도 하고,
일벌(3일)이 되기도 합니다.
유전자가 다른 것이 아니라는 말입니다.
음식에 따라, 유전자의 '발현'이 되느냐 안 되느냐,
유전자 스위치가 켜지냐 꺼지냐의 문제라는 것입니다.

전홍준 원장님의 '생명리셋'이라는 책에 보면
멧돼지 이야기가 나옵니다.
'멧돼지'와 '돼지'도 유전형질이 100% '같은 개체'입니다.
멧돼지를 잡아서 '집에서' 가축으로 키우고,
사람이 주는 음식을 먹이면,
3대代가 지나서,
멧돼지가 지금의 가축과 같은 '돼지'(털도 없고 송곳니도 없는)로
바뀌어 버립니다.
그런데 신기하게도 그 집돼지를 다시 야생에 풀어 놓으면,
야생 음식을 먹으며, 그리 길지 않은 시간 내에
다시, 야생 멧돼지로 바뀐다고 합니다.
이처럼 '음식'을 뭐를 먹이느냐에 따라 그 개체는 완전히 달라집니다.

사람이 화식火食을 하면, 사람은 '기계'가 됩니다.
소위 '개(犬)'가 됩니다. '노예'가 됩니다.
이래라 하면 이러고, 저래라 하면 저러고,
웃어라 하면 웃고, 화내라 하면 화내는,
그런 '의식이 없는' 기계가 됩니다.

하지만 사람이 '생식'을 하게 되면, '의식'이 깨어납니다.
사람의 '신성神性'이 깨어납니다.

이래라 해도, '왜?' 하고
저래라 해도, '왜?' 하고
웃어라 해도, '왜?' 합니다.
그것이 바로 '신성'이 깨어 있는 '사람'입니다.

생식을 하면 사람에게 '개성'이 생깁니다.
'나의 색깔'이 생기고, '나의 주장'이 생기고, '나의 특기'가 생깁니다.
하지만 밀가루, 쨈과 같은 '화식'을 하면,
그 사람은 '시멘트' 역할을 하게 됩니다.
'자갈'이 아닌 '시멘트'의 역할을 하게 됩니다.
'사장'이 아닌 '직원'이 되는 것입니다.
'주인'이 아닌 '도구'가 되는 것입니다.

생식을 안 해서 '생기'가 모자라게 되면,
'마음'이 '몸'에 이끌리게 됩니다.
'업식'에 저항을 할 수가 없게 됩니다.
'마음'이 '몸'을 이끌어야 하는데, 그럴만한 '힘'이 없는 것입니다.

일반 대중들의 '의식'이 깨어나는 일. 그것은.
현재, 세상을 지배하고 있는 '세력들'에게는 '나쁜 일'일 것이고,
'노예'처럼 살아오던 일반 사람들에게는
반드시 거쳐야 할 '영적 성장 과제'일 것입니다.

사람이 화식火食을 하면, 사람은 '기계'가 됩니다.
소위 '개(犬)'가 됩니다. '노예'가 됩니다.
'의식이 없는' 기계가 되는 것입니다.

하지만 사람이 '생식'을 하면, '의식'이 깨어납니다.
사람의 '신성神性'이 깨어납니다.
'나의 개성', '나의 색깔', '나의 주장'이 생깁니다.
'직원'이 아닌 '사장'이 되는 것입니다.
'도구'가 아닌 '주인'이 되는 것입니다.

대중들의 '의식'이 깨어나는 일.
그것은 대중들이 반드시 거쳐야 할 '영적 성장 과제'입니다.

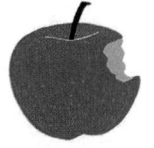

유기 칼슘 vs 무기 칼슘

칼슘에는 '무기 칼슘'과 '유기 칼슘'이 있습니다.
철분에도 '무기 철분'과 '유기 철분'이 있습니다.

계란 껍데기에는 '무기 칼슘'이 들어있으며,
생야채 속에는 '유기 칼슘'이 들어있습니다.
흙, 철가루, 바닷물에는 '무기 철분'이 들어있으며,
미역과 같은 해조류, 생야채 속에는 '유기 철분'이 들어있습니다.

식물은 흙 속의 '무기질 성분'을 흡수해서,
그 무기질에 '태양 에너지'를 결합시켜서,
'무기질(방전된 배터리)'을
'유기질(충전된 배터리)'로 바꾸어줍니다.

사람은 그런 '식물(생야채)'을 먹음으로써
'진짜 철분(유기철분)'과 '진짜 칼슘(유기칼슘)'을 흡수할 수 있습니다.

무기 철분도 철분이고, 유기 철분도 철분입니다.
하지만 그 기능은 완전히 다릅니다.
사람 몸에 '유기 철분'이 들어오면
그것은 적혈구를 만드는 재료로 사용됩니다.
하지만, 사람 몸에 '무기 철분'이 들어오면,
그것은 '중금속'으로 작용을 하게 됩니다.

사람 몸에 '유기 칼슘'이 들어오면
그것은 뼈와 관절을 만드는 재료로 사용됩니다.
하지만, 사람 몸에 '무기 칼슘'이 들어오면,
그것은 몸에 쌓여서 '요로결석', '담석', '신장결석'과 같은
각종 '결석'을 만들어 냅니다.

무기 칼슘은 사람에게 '불량 건축 자재'와 같습니다.
유기 칼슘은 사람에게 '정품 건축 자재'와 같습니다.

'무기 칼슘의 과다한 섭취'는
얼마 안 썼는데, 금방 닳아 없어지는
'불량 관절'을 양산하는 결과를 만들어 냅니다.

그래서 무릎관절염, 고관절염, 턱관절 질환, 허리디스크 같은
각종 '연골 질환'이 발생하는 것입니다.
질 좋은 '유기 칼슘'으로 만든 '정품 관절'은 절대,
설거지를 좀 한다고 해서, 조깅을 좀 한다고 해서,
쉽게 닳아버리지 않습니다.

'무기 칼슘'이란 다른 말로 '이온화되지 않은 칼슘'을 말합니다.
즉 물에 녹지 않는 칼슘을 말합니다.
그러니 석고나 달걀 껍데기처럼, '가루'로 존재하는 것입니다.
반면, 유기 칼슘은 물에 녹습니다.
물에 녹아서 '이온화된' 칼슘. 과일과 야채에 들어있는 칼슘.
그것이 바로 '유기 칼슘'입니다.

우리 몸에 축적된 '무기 칼슘'을 단식과 각종 디톡스로 배출하고,
생채식으로 질 좋은 '유기 칼슘'을 우리 몸에 채워준다면,
우리 몸은 분명, 본래 설계도(유전자)대로,
옳은 건축물(튼튼한 관절)을 다시금 만들어 낼 것입니다.

그런데 알아두셔야 할 것이 있습니다.
생야채에 '열'을 가하게 되면,
비타민은 파괴되고, 효소도 파괴되며,
유기 칼슘은 무기 칼슘으로 변하게 됩니다.
우리 몸은 유기 칼슘이 부족하면,
무기 칼슘이라도 가져다 쓰려 합니다.
그러니 일정량 '생야채'를 반드시 드셔야 합니다.

약으로 먹는 칼슘, 우유로 먹는 칼슘은 진정한 칼슘이 아닙니다.
'생식'으로 먹는 칼슘이 진짜 칼슘입니다.
나머지는 다 '모조품'입니다.
자꾸 다른 방법으로 칼슘을 섭취하려 하지 마십시오.
다른 방법은 없습니다.
생야채를 먹지 않고 건강하게 살 수 있는 사람은
아직까지, 그 어디에도 없습니다.

관절염(턱관절 질환 포함), 골다공증, 치아우식증, 시린이,
치아의 마모, 치아가 금 가고 깨지는 것, 우울증, 모두
'칼슘 부족'과 깊은 연관이 있습니다.

야채를 즐겨 먹는 아이들은 (칼슘이 풍부한 아이)
양치질이 좀 부족해도, 쉽사리 충치가 생기지 않습니다.

야채를 즐겨 드시는 여성분들은
설거지를 하거나, 달리기를 좀 한다고 해서
손목관절, 무릎관절이 나가지 않습니다.

야채를 즐겨 드시는 어르신들은
질긴 음식을 자주 드신다고 해도,
쉽사리 치아가 금 가거나 깨지지 않습니다.

내가 가진 질환의 진짜 원인을 잘 아셔야 합니다.

유기 칼슘의 섭취는
'생채식' 그것만이 유일하고, 제일 쉽습니다.

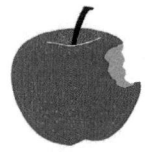

우울증의 치료 처방

어느 날 저희 치과에 이가 시리다며,
50대 후반의 여자 환자분께서 오셨습니다.
그분은 얼마 전 냉장고에서 김치를 꺼내 드시다가
이가 너무 시려서, 김치를 볶아서 드셨답니다.
그런데 그 김치를 볶으면서 저절로 눈물이 났다고 하셨습니다.
김치조차도 그대로 못 드시는 본인의 상황이
너무 처량했다고 하셨습니다.

진료실에서 저는 그 환자분의 치아에,
차가운 물을 군데군데 뿌려보았습니다.
그분은 왼쪽, 오른쪽, 위, 아래 할 것 없이
모든 치아가 다 시리다 하셨습니다.

그 순간, 저 나름대로의 진단은 그걸로 끝났습니다.
저는 다른 걸 보지도 않았습니다.
바로 치과 체어 버튼을 눌러서,
누워계시던 환자분을 일으켜 세웠습니다.

"누가 그렇게 스트레스를 주던가요?"
"요즘 하는 일이 너무 많아요. 업무도 많은 데다가,
나중에 누구를 좀 가르치려고, 이 나이에 학위도 따는 중입니다.
그래도 많이 내려놓았는데…."

"잠은 또 왜 이리 안 주무십니까?"
"안 자긴요. 예전에는 두세 시간밖에 안 잤지만,
요즘은 6시간은 꼬박꼬박 챙겨서 자고 있어요"

제가 이분의 진단을 이렇게 빨리 마친 이유는
'이분의 이가 시린 이유는 입안에 있지 않다'는
확신이 들었기 때문입니다.

어떤 집안에 10명의 형제 중, 한 명이 도둑이 되었다면
그 도둑이 된 한 사람의 도덕성을 문제 삼을 수 있습니다.
하지만 10명의 형제 중, 8~9명이 도둑이 되었다면
그 도둑들 개개인의 도덕성을 문제 삼을 수가 없습니다.

거기엔 개개인의 도덕성을 뛰어넘는 더 큰,
더 시스템적인 원인이 있을 가능성이 크기 때문입니다.

이 형제들 대부분이 도둑으로 자랄 수밖에 없는 환경적인 요인.
예를 들어, 부모의 영향이라든지. 사는 환경의 영향이라든지.
그런 것들이 훨씬 더 근본적인 원인일 가능성이 큽니다.

시린이도 마찬가지입니다.
한두 개의 치아가 시리다 하면, 입안을 봐야 하겠지만
모든 치아가 시리다 하면, '입안'을 봐서는 안 됩니다.

시리다고 하는 모든 치아를 신경치료해서 안 시리게 하는 것은
올바른 치료법이라 할 수 없습니다.

제가 내린 이분의 진단은 '유기 칼슘의 부족으로 인한 우울증',
'수면 부족', '감사 부족'이었습니다.

사람들은 스트레스를 받으면 나쁜 음식을 먹게 되어있고.
나쁜 음식(탄산음료, 과한 육식)을 먹으면 피가 '산성화'가 됩니다.
피가 산성화되면,
우리 몸은 즉시 그 피를 중화시키려 노력합니다.
이때 동원되는 것이 '알칼리 인자'이며,
알칼리 인자의 대표가 '칼슘 이온'입니다.

우리 몸에서 치아와 뼈, 연골은 칼슘의 저장소 역할을 합니다.
치아와 뼈에서 칼슘이 빠지는 것은 나쁘지만,
혈액이 산성화되는 것은 그것보다 더 '시급한' 문제입니다.
그래서 산성화된 혈액을 중화시키기 위해
우리 몸이 치아와 뼈에서 칼슘을 빼서 쓰는 것입니다.

그래서 이가 시려지고, 뼈가 약해지고, 관절이 약해지는 것입니다.
그리고 우울증도 오는 것입니다.
정상적으로 분비해야 하는 신경전달 물질(호르몬)을
칼슘 이온의 부족으로 제대로 분비를 못 하고 있다는 뜻이지요.

그래서 저는 그 환자분께 처방을 내렸습니다.
1. 1주일간 일하지 말기. 남들에게 다 위임하기.
2. 1일 1식 하기.
3. 하루 10시간씩 잠자기.

그 환자분은 다행히도 저와의 약속을 잘 지키셨고,
1주일 후 그분은 얼굴에 고마움의 미소를 지으시며
진료실을 들어오셨습니다.
시린이도 많이 좋아지셨으며,
이제 이가 좀 시려도 괜찮다는 표정도 지어 보이셨습니다.
그렇게 시리던 이가 금세 안 시려진 것을 보며,
저도 참 신기했었습니다.

유기 칼슘의 부족.
그것은 우리들이 알지 못하는 경로를 통해
우리의 삶에 정말 많은 영향을 끼치고 있습니다.
혹시나 이 글을 읽고 계시는 분들 중에서도
우울증을 앓고 있는 분이 계시다면,
저의 처방대로 실천해 보시기 바랍니다.

저의 처방은 칼슘 이온의 소비를 크게 줄여줍니다.
칼슘 이온의 소비만 줄여도, 사람의 몸은 스스로 살아납니다.

물 붓는 일에 힘쓰기 전에
밑 빠진 독의 밑을 먼저 막아야 합니다.

몸을 치유하면,
신기하게 마음도 덩달아서 치유됩니다.

(인과동시因果同時)

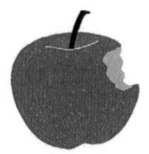

칼슘은 사랑입니다

치과에 오는 환자 중에 나이가 10~20살 정도밖에 안 되었는데도
이미 영구치가 폭폭 썩어서 오는 학생들이 종종 있습니다.
그런 학생들을 보면서 어느 날 스스로 알게 되었습니다.

아… 칼슘은 사랑이구나.

돈이 그 사람의 '성실한 정도'를 이야기해 주듯이
칼슘이 충분하다는 것은
'사랑을 충분히 받고 있다'는 뜻이구나
하는 것을 알게 되었습니다.

부모에게 사랑을 받든.
배우자에게 사랑을 받든.
나 자신에게 사랑을 받든.
사랑을 받는 사람들은 야채를 챙겨 먹게 되어 있습니다.
콜라와 패스트푸드 같은
몸에 나쁜 음식을 가려서 먹게 되어 있습니다.

충치가 많다는 것은
관절이 아프다는 것은
우울증이 있다는 것은
모두 유기 칼슘이 부족하다는 뜻이고

유기 칼슘이 부족하다는 것은
야채를 안 먹는다는 뜻이고

야채를 안 먹는다는 것은
아무도 내 몸, 내 건강을 신경 써주지 않는다는 뜻입니다.

심지어 나 자신조차도 내 몸을 돌보지 않는다는 뜻입니다.
나조차도 내 몸을 사랑하지 않는데 누구를 원망하겠습니까?

하늘은 본래부터 스스로 돕는 자를 돕는 법입니다.

치과에서 충치 치료를 한다는 것은
내가 나의 치아를, 내 몸을.
이제 신경 쓰기 시작했다는 뜻입니다.
이제 나를 사랑하기 시작했다는 뜻입니다.

혹시라도 어린 자녀의 입안에
한두 개가 아닌 여러 개의 충치가 있다면
그 부모는
스스로 본인을 되돌아보는 시간을 가져야 한다고 생각합니다.

혹시라도 나의 입안에
한두 개가 아닌 여러 개의 충치가 있다면
나 스스로 내 몸을 사랑해 주시라고 말씀드리고 싶습니다.

주인(?)에게 사랑받지 못했던 나의 치아들을, 나의 몸을.
어여삐 여겨주시기 바랍니다.

칼슘은 사랑입니다.
우울하다는 것은 사랑이 부족한 것입니다.

남을 탓하기에 앞서서.
신을 탓하기에 앞서서.
내가 먼저 나 자신을 사랑해야 합니다.

내가 나를 사랑하면.
그 누구도 나를 함부로 대하지 못합니다.

옛말에 이르기를.
주인에게 발로 차이는 개는
동네 사람들에게도 발로 차이게 된다고 했습니다.

내 몸, 내 자식, 내 운명을
내가 아끼지 않으면
그 누구도, 하늘조차도 아껴주지 않습니다.

하늘은 스스로 돕는 자를 돕습니다.

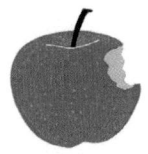

싱싱한 야채와 과일의 '살아있는 물'을 드십시오

여러분, '꿀'을 투명한 유리그릇에 약 1cm 두께로 담은 후, 그 위에 '차가운 물'을 천천히 붓고, 그 유리그릇을 좌우로 흔들면 어떻게 되는지 아십니까? 정말 신기하게도 꿀 표면에 신기한 모양이 나타납니다.

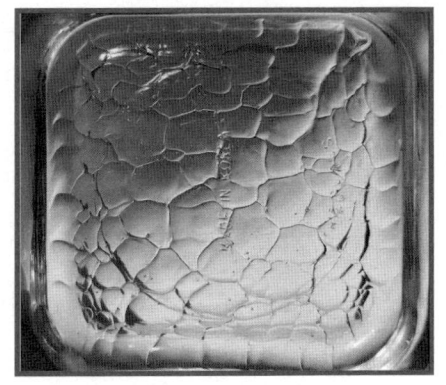

저는 이것을 보고,
꿀 속에 특정 '기억' 혹은 '에너지'가 저장된 것이 아닌가
하는 생각을 해보았습니다.
그런데 이 꿀을 오래 가열하게 되면,
캐러멜처럼 되어 이런 기억은 '삭제'됩니다.
꿀 속에 저장된 어떤 '에너지'가 없어졌다고 봐야 하는 것이지요.

저는 주말농장을 하며, '상추'를 직접 키워보면서 느꼈습니다.
싱싱한 상추를 따서 플라스틱 용기에 넣은 후,
냉장고에 보관하면,
일주일이 넘게 '싱싱한 형태'를 그대로 유지합니다.
그걸 보면서 꿀과 연관해서 생각해 보았습니다.

야채든 과일이든, '본래의 색'과 '본래의 모습'을 유지한다는 것은
'살아있다'는 뜻이구나. 하는 것을 알게 되었습니다.

상추가 본래의 싱싱한 '색(초록)'을 유지하고,
상추 본래의 빳빳한 잎사귀 '형태'를 유지한다는 것은,
그 상추의 '물' 속에,
상추 본연의 '에너지가 아직 남아 있다'는 것을 뜻합니다.
하지만 시간이 지나 이 상추가 시들거나, 상추에 '열'을 가하면,
상추는 풀이 죽어버립니다. 본래의 '형태'를 잃어버립니다.
본래의 싱싱한 '색'도 잃어버립니다. '에너지'가 없어졌다는 뜻입니다.

소고기도 마찬가지로,
소고기가 '신선'할 때는 '붉은빛'의 색을 그대로 유지합니다.
소고기의 '질감' 또한,
소고기가 신선할 때는 탱탱한 것이, 뭔가 '신선한 질감'이 납니다.
이게 다 '살아있다' 뜻입니다.
"야 살아있긴 뭐가 살아있어? 소가 이미 죽었는데"
라고 반문하실 것입니다. 하지만 그렇지 않습니다.
저 상태는 '살아있는 상태'가 맞습니다.

사람의 '손가락'이 절단되었다 칩시다.
'절단된 손가락'은 아직 '죽은' 것이 아닙니다.
분명 나의 몸과 '분리'되었고, 바늘로 찔러도 아프지 않지만,
아직 죽은 것이 아닙니다.
절단된 손가락을 '냉장 상태'로 보관해서,
재빨리 병원에 가지고 가면, '봉합수술'이 가능합니다.
봉합 시기가 빠르면 빠를수록,
절단된 손가락이 다시 살아날 가능성은 커집니다.

상춧잎도 마찬가지입니다.
싱싱한 상태로 냉장 보관된 상춧잎을,
흙 속에 뿌리를 박고 있는 '살아있는' 상추에,
물관과 체관을 잘 봉합해서 연결할 수만 있다면,
그 상춧잎은 분명 다시 스스로 살아갈 수 있을 것입니다.

"그래, 그럼 그건 살아있다 치자. 살아있고, 죽어 있고가
뭐가 그리 중요하냐?"라고 반문하실 것입니다.
그렇게 생각하시는 분들은 잘 생각해 보십시오.

여러분은
'신선한' 고기를 드시겠습니까?
'오래된' 고기를 드시겠습니까?
'신선한' 우유를 드시겠습니까?
'오래된' 우유를 드시겠습니까?

이처럼 모든 사람들은 본능적으로 '싱싱한 물'을 좋아합니다.
'물이 싱싱하다'는 것은 바로 '물이 살아 있다'는 뜻입니다.
살아있다는 것은 바로, 생기生氣가 있다는 뜻입니다.

금붕어는 살아있을 때 '금빛'을 띱니다. 예쁘지요.
그런데 금붕어가 죽으면.
하루도 안 돼서, 그 번쩍이던 '금빛'이 없어집니다.
물속에서 허옇게 부패가 되기 시작됩니다.
'유채색'이 '무채색'이 되어버립니다.
'다채롭던 색상'이 싹 사라집니다.

저는 눈앞에서, '사람이 죽는 모습'을 본 적이 있습니다.
저는 분명히 기억합니다.

순식간에 피부의 '생기'가 싹 사라지던 모습을요.
뽀얗던 피부가 순식간에 보랏빛, '무채색'으로 변해 버렸습니다.

'와 사람이 이렇게 죽는 거구나'

정말 순식간이었습니다.
아… 그 '기억'이 6개월 이상 제 머리에서 떠나지 않았습니다.
한동안 힘들더군요.
그 사람은 한 20초간 '무채색' 상태로 있었던 것 같습니다.

그런데 다행히 그 사람은 저의 인공호흡으로 살아났습니다.
그러자 살아날 때도 '순식간'이었습니다.
얼굴 전체에 핏기가 다시 돌아오는 데 1초도 안 걸린 것 같습니다.
이건 정말 뭐라 표현하기가 어렵습니다.
'흑백 화면'이 순식간에 '컬러 화면'으로 바뀌는 그런 느낌이었습니다.

그 순간을 떠올리며 많은 생각을 했습니다.
그러면서, 여자들이 왜 '화장'을 하는지, 왜 '볼 터치'를 하는지,
왜 립스틱을 바르는지를 알게 되었습니다.
사람들은 본능적으로 아는 것입니다.
'알록달록'한 색깔이, 신선한 '생명의 색'이라는 것을…
'알록달록'한 색깔을 지닌 것이 '건강하다'는 뜻임을…
그래서 화장을 하는 것입니다.

칙칙한 '무채색 계열'의 색이 '죽음'을 뜻한다는 것은,
누가 가르쳐주지 않아도, 사람들은 '본능적'으로 알고 있습니다.
그래서 미술에서도 '죽음'을 흰색과 검은색,
'무채색'으로 표현하는 것입니다.

엉뚱한 이야기가 길었습니다.
다시 원래 이야기로 돌아가서.

물에는 '생명이 살아있는 물'이 있습니다.

그 살아있는 물에는 '고유의 색'이 있습니다.
그리고 '고유의 형태'가 있습니다.
고유의 색과 형태가 있다는 것은 '그 물이 살아있음'을 말해줍니다.
그것이 에너지(生氣)를 머금고 있다는 뜻입니다.

우리는 그런 '살아있는 물'을 먹어야 합니다.

과학자들은 이런 '살아있는 물' 속에
비타민C가 들었니, 효소가 들었니.
미네랄이 들어있어서 좋다. 특정 성분이 들어있어서 좋다.
이렇게 이야기합니다.
그게 아닙니다. 그것은 '본질'이 아닙니다.

본질은 '물이 살아있기 때문에' 좋은 것입니다.

'용질溶質(solute)'• 중심의 사고에서 벗어나
'용매溶媒(solvent)'• 중심의 사고를 해야 합니다.

'용질이 중요하지 않다'는 이야기가 아닙니다.
'용매가 훨씬 더 중요하다'는 말입니다.
과일을 녹즙기에 넣어서 짜보면, '과일즙'이 나옵니다.
그리고 '섬유질 찌꺼기'가 나옵니다.

'과일즙'이 본질입니까? '섬유질 찌꺼기'가 본질입니까?
'과일즙'을 먹는 것이 '과일'을 먹은 것입니까?
'섬유질 찌꺼기'를 먹는 것이 '과일'을 먹은 것입니까?

'싱싱한 망고'와 '건망고'를 비교해 봅시다.
이 둘이 '같다'고 생각하십니까?
건망고를 물에 불려놓으면 살아있는 망고와 '비슷하게' 되지요?
그렇게 '물에 불린 건망고'랑 '싱싱한 망고'랑 같다고 생각하십니까?

• 용액에 있어서 다른 물질을 녹이는 물질을 용매.
녹는 물질을 용질이라고 한다.
설탕물에서 설탕이 용질, 물이 용매이다.

싱싱하게 '살아있는 망고'를 먹는 것과,
물에 불린 '건망고'를 먹는 것이,
건강에 끼치는 영향이 '같을 것이라' 생각하십니까?

'과일'과 '과일 통조림'이 같을 리 없습니다.
'딸기'와 '딸기잼'이 같을 리 없습니다.

제가 '신선한 과일과 야채'를 드시라고 하는 것은
그 속에 고유한 '형태'와 '색'이 보존되어있는,
'태양의 에너지'가 그대로 들어있는
싱싱한 '살아있는 물'을 드시라는 뜻입니다.

식탁 위에 늘 신선한 야채 - 오이, 당근, 양배추, 샐러드, 풋고추,
상추, 배추, 파프리카 이런 것들을 올려놓고 드십시오.
시간이 지나면서 서서히 여러분의 건강이 회복될 것입니다.
대장 내 '유익균'이 점차 증가해서,
방귀 냄새, 변 냄새가 훨씬 부드러워질 것입니다.
변 냄새가 좋아지면, 피곤함이 많이 줄어듭니다.
왜냐하면 유해균에서 발생하는 독성가스가 몸속으로
'재흡수'되는 일이 확연히 줄어들기 때문입니다.

'신선한 생채식', 그것은 건강의 '필수' 요소입니다.
약으로, 영양 보조제로 뭔가를 보충하려 하지 마십시오.

그냥 식탁 위에 늘, '신선한 야채'를 다량 추가하십시오.
그 '사소한' 변화가 오랜 시간 누적되면,
'엄청난' 차이를 가져올 것입니다.
그것이 '장 건강'을 가져오고,
그것이 '몸 건강'을 가져오고,
그것이 '마음의 여유'를 가져올 것입니다.

p.s. '물이 생명 그 자체'라는 저의 생각은 저만의 공상이 아닙니다.
그것은 오스트리아의 천재 과학자이자 철학자인
빅터 샤우버거Viktor Schauberger의 철학이며,
헤르만 헤세Hermann Karl Hesse 등 수많은 선지자들의
사상과도 일치합니다.

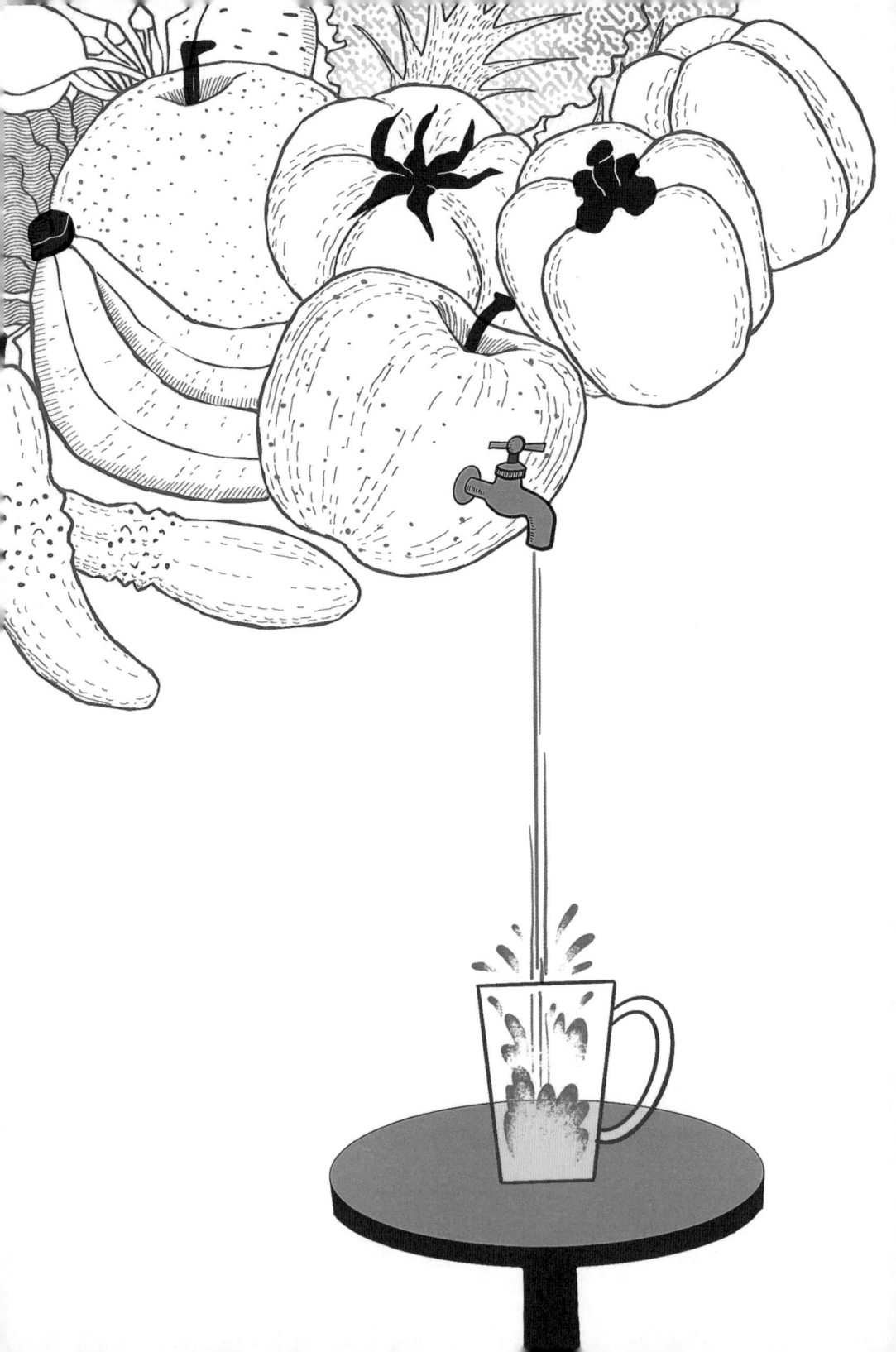

고유의 색과 형태가 있다는 것은 '그 물이 살아있음'을 말해줍니다.
그것이 에너지(生氣)를 머금고 있다는 뜻입니다.

제가 '신선한 과일'과 '신선한 야채'를 드시라고 하는 것은
그 속에 고유한 '형태'와 '색'이 보존되어 있는,
'태양의 에너지'가 그대로 들어있는
싱싱한 '살아있는 물'을 드시라는 뜻입니다.

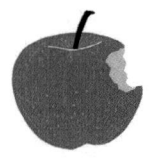

야채, 과일을 먹고도 양치질을 해야 하나요?

저는 '치과의사'입니다.
따라서 제가 '올바른' 치과 지식을 가지고 있어야,
다른 많은 사람들에게, '올바른 정보'를 전달해 줄 수 있는,
가볍지 않은 위치라 생각합니다.
제가 잘못된 '치과 지식'을 가지고 있으면,
저의 환자들 또한 잘못된 정보를 받아들이게 되기 때문에,
그런 면에서 '치과의사'의 역할이 중요하다 하겠습니다.

부디 이번 챕터의 '본뜻'을 잘 이해하셔서,
'오해'하시는 일이 없도록 하시기 바랍니다.

저녁에 식사를 마치고, '뽀드득' 소리가 날 정도로
양치질을 '깨끗하게' 잘했다고 가정을 해보겠습니다.
그때 누군가 '사과'를 후식으로 내어 왔습니다.
여러분은 사과를 맛있게 먹었습니다.
자, 그러면 이때 여러분은
양치질을 새로 해야 할까요? 안 해도 될까요?

저는 치과 환자분들에게 '양치질 횟수' 교육을 할 때,
양치질하는 것을 '똥 닦는 것'에 비유를 많이 합니다.

"똥을 한 번 누면 한 번 닦고, 두 번 누면 두 번 닦습니다"
"똥을 조금 누든, 많이 누든, 닦아야 하는 것은 똑같습니다"
라고 말씀해 드립니다.

일반적으로는, 입안에 '음식물을 넣을 때마다'
양치질을 '매번' 새로 해야 하는 것이 맞습니다.
그런데 이번 이야기의 핵심은 좀 다릅니다.
추가로 먹은 음식이 '생야채'이거나 '과일'일 때
어떻게 해야 하는 가가 질문의 '핵심'입니다.

결론부터 말씀드리자면,
저는 이때 '양치질을 안 해도 된다'는 생각을 가지고 있습니다.
저는 생야채 혹은 과일을 먹을 때는,

치실을 사용해서 이 사이에 끼인, 큰 덩어리만 제거해 준다면
문제없다는 논리를 가지고 있습니다.
이제 그 근거를 말씀드려 보겠습니다.

야생의 사자는 양치질을 하지 않습니다. 하지만 충치가 없습니다.
야생의 소나 말도 양치질을 하지 않습니다만 충치가 없습니다.
그런데 집에서 키우는 개, 고양이에게는 충치가 있습니다.
치석도 있으며, 잇몸 질환 - 풍치도 있습니다. 왜 그런 걸까요?

제가 생각하는 충치의 원인은
'화식火食'과 '설탕', '인공적인 음식'입니다.
이런 것들로 인해 뮤탄스균(충치균)이
치아에 자리를 잡아서 생기는 질환이 충치입니다.

비록 양치질을 안 한다고 하더라도,
뮤탄스균이 서식하기 힘든 환경이라면, 충치는 발생하지 않습니다.
설탕이 가미되지 않은 '자연적인 음식'만 먹어서는
'충치'가 생기기 어렵다는 뜻입니다.

예전에 필리핀 민다나오섬에 의료봉사를 간 적이 있었습니다.
민다나오섬 중에서도 아주 '오지 마을'.
문명이 없는, '전기'도 들어오지 않는,
아프리카 원주민처럼 사는 그런 마을이었습니다.

일반적으로 필리핀 사람들은
한국 사람들보다 충치가 월등히 많았습니다.
'20살' 나이에 치아의 '절반 이상이'
이미 다 썩어 있는 경우도 허다했었습니다.
콜라나 과자 등 인스턴트 음식 문화는 도입되었지만,
양치질하는 문화는 아직 정착되지 않아서 그런 것 같았습니다.

그런데 그 민다나오 오지 마을에.
아 글쎄. 충치가 거의 없는 것입니다.
오지 사람들의 이가 정말 깨끗한 것입니다.

그곳에는 콜라도 없고, 과자도 없고, 설탕도 없고,
전기도 없고, 냉장고도 없었습니다.
그것만 없는 게 아니었습니다.
칫솔도 없고, 치약도 없고, 치과도 없는데.
야… 희한하게도 충치가 거의 없는 겁니다.
그때 깨달았습니다.

아~ 양치질을 '반드시' 해야 하는 것이 아니구나.
양치질이 본래부터 있었던 것이 아니구나.
내가 '고정관념'을 가지고 있었구나.

하는 생각을 했었습니다.

저의 고정관념을 깼던 또 다른 이야기를 해보겠습니다.
저희 치과에 나이 70대의 '할아버지' 한 분이 오셨습니다.
그분은 연세에 비해 몸이 건강하셨습니다.
허리도 꼿꼿하셨으며, 군살도 없는 상태였습니다.
피부 빛깔도 좋았습니다. 입안을 보았습니다.

그런데 아뿔싸, 치석이 정말 많았습니다.
치아 사이의 빈 공간을, 치석이 꽉꽉 메워놓은 상태였습니다.
하지만 할아버지는 불편함이 없다 하셨습니다.
할아버지께 양치질을 잘하시냐고 물었더니,
하루에 '한 번' 한다고 하셨습니다.

그런데 신기한 것은.
이 할아버지에게는 '충치'가 하나도 없었을 뿐만 아니라.
잇몸에 '염증' 역시도 전혀 없었다는 것입니다.
그리고 '구취'도 없었습니다.
치조골•도 튼튼했었습니다.

이렇게 치석이 많은 분들은 보통 구취도 심하고,
치석 주위로 '치은염'도 많고, 치조골도 많이 소실되어
치아가 몇 개씩 흔들리는 경우가 '일반적'입니다.

• 치조골 : 치아를 지지해 주는 뼈

제가 짚이는 것이 있어 여쭈어보았습니다.
"어르신, 막걸리 좋아하세요?"
"막걸리? 허허 매일 먹지"

저는 그 할아버지께 스케일링을 권하지 않았습니다.
그 할아버지는 보나 마나 설탕이 든 인공적인 음식을
거의 안 드시는 분일 것입니다.
그 할아버지에게 스케일링은 불필요해 보였습니다.

독자 여러분. 오해하지는 마십시오.
모든 사람들에게 이 원리가 적용되는 것은 아닙니다.
일반적인 환자분들은, 주기적으로 스케일링을 받아서
치석을 제거해 주는 것이 더 좋습니다.
제가 이 할아버지에게 스케일링을 권하지 않았던 가장 큰 이유는,

이 할아버지의 입안에 '유익균'이 압도적으로 많음을
알아차렸기 때문입니다. 그러면서 느꼈습니다.

'아 치석 자체가 나쁜 것이 아니구나'

'당구장' 그 자체가 나쁜 것이 아닙니다.
학교 인근 당구장에는 불량청소년이 올 가능성이 많기 때문에
청소년들에게 당구장 출입을 제한하는 것입니다.

치석도 마찬가지입니다.

치석은 그저 '세균들의 서식처'일 뿐입니다.

그 서식처에 '유익균'들이 군락을 이루게 되면,

입냄새도 나지 않고, 염증도 발생하지 않습니다.

하지만 그 서식처에

혐기성 세균, 충치균,

잇몸 질환을 일으키는 세균들이 군락을 이루게 되면,

입냄새도 나고, 충치도 생기고, 잇몸 질환도 생기는 것입니다.

입안에 '세균이 없다'고 해서 좋은 것이 아닙니다.

입안의 세균을 100% 다 없앨 수도 없습니다.

그럴 바에야 차라리 '유익균을 배양'하는 것이

오히려 더 좋은 전략일 수가 있습니다.

그래서 저는 양치질 후에

물김치 가글, 생막걸리 가글, 소금물 가글 이런 것들이,

그냥 양치질만 하는 것보다 오히려 입냄새를

더 효과적으로 없애준다는 사실을 강력하게 지지하고 있습니다.

저는 리xxx, 가xx과 같은 가글액을 사용해서

'주기적으로' 가글하는 것을 '절대 반대'합니다.

데이트할 때 '잠시' 사용하는 것까지 반대하지는 않습니다만,

이런 가글액의 '장기적인 사용'은
오히려 입냄새의 '강력한 원인'이 됩니다.

'99.9% 살균한다'는 말에 속으시면 안 됩니다.
몸에 좋은 세균을 다 죽이고,
몸에 나쁜 세균 0.1%를 남긴다면,
시간이 지나 입안은 온통 '혐기성 세균'들로 가득 차게 되며,
결국 입안에서 '하수구 냄새'가 나게 됩니다.

세균을 무조건 죽이는 것이 좋은 것이 아니라,
세균 간의 '균형'을 이루게 하는 것이 중요합니다.
유익균이 우세하도록 '좋은 환경'을 만들어주는 것이 중요합니다.
그 '좋은 환경'은 유익균이 좋아하는 먹이
즉, '생야채'를 자주 먹음으로써 조성됩니다.

건강한 사람 주변에는 늘 '유익한 세균'들이 가득합니다.
입안에도 '유익한 균'이 가득하고, 대장 내에도,
생식기 주변에도 '유익균'들이 가득합니다.
세균조차도 그 사람이 '어떤 사람인지' 알아보는 것이
신기하지 않습니까?

건강한 사람들은 '유익균'들이 좋아하는 음식을 꾸준히 먹어줍니다.
그래서 '유익균'들이 그 사람을 떠나지 않는 것입니다.

유익균이 많은 사람들은 몸에 상주하는 '유익균'의 영향으로
체취가 향기롭습니다.
반대로 '유해균'이 많은 사람에게서는
그 유해균의 영향으로 악취가 납니다.

'유익균'들이 좋아하는 '먹이'를 제품으로 만든 것이
프리바이오틱스Pre-biotics입니다.
예전에는 프로바이오틱스Pro-biotics라고 해서,
'유익균 자체'를 먹었습니다.
하지만 이제는 유익균 자체를 먹지 않고,
'유익균의 먹이'(프리바이오틱스)를 먹음으로써,
유익균이 배양되기 좋은 '환경'을 만드는데 더 중점을 둡니다.
그것이 유익균 자체(프로바이오틱스)를 먹는 것보다
더 중요하다는 것을, 건강식품 업체들도 알게 된 것이지요.

저는 프로바이오틱스, 프리바이오틱스, 굳이 이런 제품을
비싼 돈을 주고 사 먹을 필요는 없다고 생각합니다.
다만, 가공된 음식물 섭취를 줄이고, 밀가루와 설탕 섭취를 줄이고,
생야채를 꾸준히 먹어준다면,
입안과 대장 내에 유익균들은 저절로 늘어난다고 생각합니다.

다시 한번 강조 드립니다. 생야채를 안 먹고, 다른 약이나,
건강보조식품을 먹어서 영양을 채우려는 생각을 버리십시오.

'생야채를 드시라'는 것은 생야채 안의 '특정 성분'이 좋아서
생야채를 드시라는 것이 아닙니다.
생야채는 그 자체로 섬유소, 비타민C, 유기 칼슘, 각종 미네랄,
살아있는 수분. 등등. 모든 좋은 것들이 잘 어우러져 있기 때문에,
그중 어느 한 성분만 딱 빼서 먹겠다는 것은 '어리석은 생각'입니다.
생야채는 비싸지도 않고, 먹기가 어렵지도 않습니다.
이것저것 복잡하면, 그냥 매 끼니마다,
'오이'나 '당근'을 추가해서 드십시오.
그것만 하셔도 충분히 효과가 나타날 것입니다.

크게 성공한 사업가 주변에는
늘 그 사람을 '도와주려는 사람들'이 가득합니다.
그 사업가가 힘들 때, 사람들은
발 벗고 나서서 그를 도와주려 합니다.
그러니 성공할 수밖에 없는 것입니다.
그 '주변 사람들'은
왜 그 사업가를 그렇게 도와주려고 하는 것일까요?
아마도 그 사업가가 평소 주변 사람들에게
뭔가 '이익'을 줬기 때문 아니겠습니까?

그것과 이치가 같습니다.
우주는 '프랙탈fractal'로 이루어져 있어서,
하나의 원리가 여기도, 저기도 다 적용됩니다.

응용은 달라도 '본질'은 같기 때문입니다.
성공한 사람 주변에는 그를 '도와주려는' 사람들이 많듯이
건강한 사람 주변에는 유익균이 늘 상주해 있습니다.

다시 본래 이야기로 돌아가서,
저는 입안을 '100% 살균'하는 것을 목표로 추구하지 않습니다.
매일 음식물이 왔다 갔다 하는 '입안'을
항상 100% '무균상태'로 유지한다는 것은 '불가능'합니다.
그러니 무균상태를 목표로 하지 마시고,
유익균을 늘리는 전략을 사용하십시오.
유익균이 좋아하는 음식 - 생야채(소금도 같은 원리)를
꾸준히 드십시오.
그러면 유익균이 저절로 늘어나게 되고,
그 늘어난 유익균이 나의 건강을 지켜줄 것입니다.

그런 면에서 양치질을 깨끗이 하고 나서, 사과 하나를 드셨다면,
저는 다시 양치질을 안 하고 그냥 주무셔도 된다고 생각합니다.
단, 치실, 치간칫솔 같은 것을 써서,
치아 사이에 끼인 '큰 덩어리'는 빼주시는 것이 좋습니다.

'순수하게 생식만 먹는다면,
양치질을 안 해도, 이가 썩을 리 없다'고 저는 생각합니다.

하나님께서 사람의 치아를 그렇게 허술하게 만드셨을 리 없습니다.
올바른 먹거리를 먹었을 때는,
분명히 치약, 칫솔 없이도, 늙어 죽을 때까지,
치아가 썩지 않고, 잘 사용할 수 있도록 만드셨을 것입니다.

저는 강력하게 그렇게 믿고 있고, '야생동물'이 그 증거이고,
필리핀 '오지 마을' 사람들의 치아 상태가 그 증거입니다.

제 말을 오해하지는 마십시오.
저는 치약, 칫솔, 양치질, 스케일링이
필요 없다고 주장하는 것이 아닙니다.
다만, 입안에 '유익균'이 살아가기 좋은 '환경'을 조성하시라고
말씀드리는 것입니다.

백화점 VIP가 되고 싶고, 외제차도 타고 싶으면,
무리해서라도 돈을 많이 벌어야 합니다.
하지만 씀씀이가 크지 않고 검소한 분들은
무리해 가면서까지 큰돈을 벌려고 할 필요가 없습니다.
그것과 마찬가지입니다.
설탕 섭취와 화식火食을 하지 않으면
양치질의 필요성도 그만큼 줄어들 수밖에 없습니다.

Tip. 구취 해결법

1. 편도석 제거.
   방법은 유튜브 영상을 검색해 보십시오.
   편도석의 냄새가 엄청납니다.
   편도석은 '편도석 제거용 물총'으로
   혼자서 제거할 수 있습니다. (온라인에서 만 원에 구매 가능)

2. 스케일링과 충치 치료. 치과 치료.

3. 혓바닥 열심히 닦기. 입안 세균의 50%가 혓바닥에 다 있습니다.
   혓바닥을 닦지 않으면 양치질을 안 한 것과 같습니다.

4. 양치 후, 잠자기 전에 '물김치 국물'이나 '생막걸리'
   혹은 '소금물'로 가글 하기. or 소금 양치. ⇨ 유익균 배양 목적.

5. 악취를 발생시키는 화식火食, 밀가루 음식, 설탕 섭취 줄이기.
   예) 빵, 떡, 과자

6. 유익균을 증가시키는 생야채, 샐러드를 매 끼니마다 챙겨 먹기.

7. 치실, 치간칫솔 적극 사용하기.

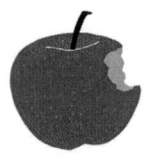

방귀 냄새, 변 냄새를 꼭 체크하십시오

앞에서 '구취'에 대해 이야기를 했었는데요.
이번에는 '방귀 냄새', '대변 냄새'에 대해서도
잠시 이야기를 하고 넘어가겠습니다.
방귀 냄새, 대변 냄새가 심한 분들은
반드시 평소의 '식습관'을 점검해 보아야 합니다.
'악취'가 난다는 것은 곧 '유해한 세균들'이 많다는 뜻입니다.

이런 증상이 지속되면, 대장에 '용종'이 생기고,
그것이 또 '악성'으로 전환되어 '암'으로 발전하게 됩니다.
변에서 '썩는 냄새'가 나고, 방귀 냄새가 지독한 것은
절대 '정상적인 증상'이 아닙니다. 이것은 '질환'입니다.

그리고 이것은 우리 몸이 우리에게 알려주는
강력한 '경고 신호'입니다.
반드시 고치고 넘어가야 합니다.

방귀 냄새, 변 냄새가 안 좋은 분들은
본인이 먹고 있는 음식의 종류, 먹는 양, 먹는 횟수, 식사 간격 등등
식사 습관 전반에 걸쳐서 반드시 점검을 해보아야 합니다.
'생야채'의 섭취 비율도 대폭 늘려야 하며,
'전체 식사량' 또한 많이 줄여야 합니다.
'공복 시간'도 더 많이 늘려야 합니다.

그렇게 해서 대장 내에 상주하는
'세균의 종류'를 싹 다 바꿔야 합니다.

책장에 꽂혀 있는 '책의 종류'가 그 사람의 '철학'을 말해주듯
대장 내에 상주하는 '세균의 종류'가 그 사람의 '건강'을 말해줍니다.

우리 몸은 어찌 보면, 세균들이 조종하는 '로봇'인지도 모르겠습니다.
어린이 만화에 등장하는 '합체 로봇' 있지 않습니까?
사람이 탑승하면, 사람과 로봇이 '하나' 되는 합체 로봇 말입니다.

착한 조종사가 타면, '착한 로봇'이 되고
악한 조종사가 타면, '악한 로봇'이 되는 합체 로봇.

허약한 조종사가 타면, '허약한 로봇'이 되고,
강인한 조종사가 타면, '강인한 로봇'이 되는 합체 로봇.

우리의 장腸 내에 상주하는 '세균의 종류'는
우리 몸 전체의 '면역력'과 직결됩니다.

유해균이 많아서,
방귀에서 '악취'가 나는 분들은
다음에 나오는 '관장' 챕터를 꼭 숙지하시기 바랍니다.

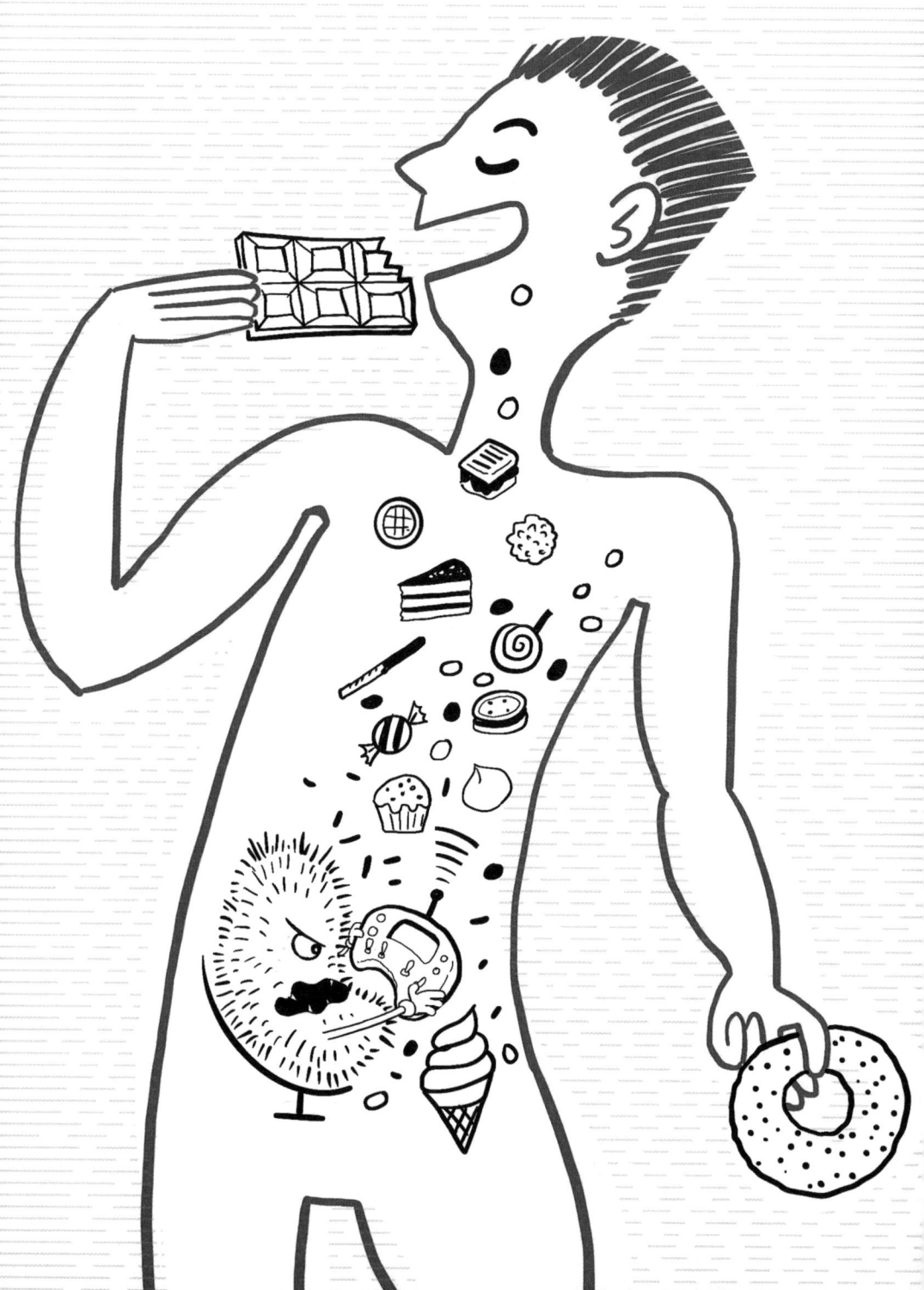

책장에 꽂혀 있는 '책의 종류'가
그 사람의 '철학'을 말해주듯

대장 내에 상주하는 '세균의 종류'가
그 사람의 '건강'을 말해줍니다.

우리 몸은 어찌 보면,
세균들이 조종하는 '로봇'인지도 모르겠습니다.

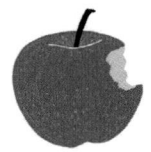

관장, 소금물 반신욕

'관장'이란 대장 속에 있는, '숙변'과 같은, 지저분한 찌꺼기들을
'소금물'이나 '유기농 커피'로 직접 씻어내는 행위를 말합니다.
관장은 우리 몸 중에서 가장 지저분한 곳 -
'대장'을 청소하는 행위입니다.
관장을 한 번도 안 해보신 분들은
'관장'이라는 용어가 좀 생소할 수도 있겠습니다.
몸 어딘가에 '만성적으로' 아픈 곳이 있는 분들은
이번 챕터를 눈여겨보십시오.
그리고 관장법을 익히셔서 '꼭' 실천해 보십시오.

관장은 매우 '효과가 빠르고', 확실한 디톡스 방법입니다.
자연치유에서 '관장'은 빼놓을 수 없는 파트입니다.
'만성염증'을 가지고 계신 분이라면,
다른 책이나 유튜브 영상을 참고하셔서
반드시 '관장'을 나의 것으로 만드십시오.

대부분의 만성질환은 '장누수증후군'과 연관이 있습니다.
만약 집안 화장실의 변기가 깨져서 '샌다면',
온 집안에 나쁜 냄새가 나지 않겠습니까?
그것처럼, 장누수증후군은 '대장'이 '새는' 것입니다.
그래서 몸속으로 '변의 독소'가 계속 흘러 들어오는 것입니다.

'똥독'이라는 것이 굉장히 강력합니다.
예전에 재래식 화장실 '똥통'에 빠져서,
'똥독으로' 죽은 사람도 있었지 않습니까?
그 강력한 독소가 장 누수로 인해, 혈액 내로 계속 흘러 들어오니,
우리 몸의 해독기관에 '과부하'가 걸리는 것입니다.
해독을 해도 해도, 끝이 없기 때문이지요.

'만성피로'의 큰 원인 중 하나가 바로 이 '장 누수'입니다.
장누수증후군(Leaky gut syndrome)은 에너지를 빨아먹는
'에너지 뱀파이어(흡혈귀)'입니다.

대장 내에 '숙변'이란 것이 있습니다.
대변으로 바로바로 배설되지 못하고,
대장 내의 좁은 틈에 끼여서,
오랫동안 안 나가고 버티는 '고약한 놈들'이지요.

관장을 한다고 이 숙변들이 한 번에 다 제거되는 것은 아닙니다.
하지만 대장 속을 한번 물청소(관장)하고 나면,
몸속 해독기관이 그제야 숨을 좀 쉴 수가 있습니다.
그래서 관장을 하고 나면, 바로 피부가 좋아짐을 느낄 수 있습니다.

저도 때론, 불량식품을 먹습니다. 과식도 합니다.
그러고 나면 저는 꼭 '피부'에 먼저 신호가 옵니다.
'후회'를 하지요.
그럴 때 저는 '단식'과 '관장', '소금물 반신욕'을 병행합니다.
거기에 잠까지 일찍 자고 나면, 다음날 컨디션이 급상승합니다.

1. '단식'을 함으로써, 혈액을 끈적하지 않게, '담백'하게 만듭니다.
2. '관장'을 함으로써, 대장 내 '묵은 쓰레기'들을 다 내다 버립니다.
3. '소금물 반신욕'으로, 피부를 통해 바로 독소를 배출합니다.

소금물 반신욕을 하고 나면, 그 물이 '뿌옇게' 변합니다.
그런 것들이 다 내 피부 속에 들어있었다니 놀랍습니다.
소금물 속에 들어있는 미네랄은 피부의 독소 배출을 도와줍니다.

온천욕으로 불치병이 나았다는 말.
사해 바닷물로 피부병이 나았다는 말.
이것은 다 '미네랄'과 연관이 있는 것입니다.

'소금물 반신욕'은, 천일염 20kg 한 포대를 사서,
목욕물에 천일염을 한 바가지 넣고 그 따뜻한 물에,
반신욕을 30분~1시간 하는 것을 말합니다.
저는 이때 '때수건'으로 '부드럽게' 피부를 문질러 줍니다.
이 방법은 누가 가르쳐 준 것이 아니고
하다 보니 '이렇게 하게 되었습니다.

반드시 직접 '해보시고' 판단하십시오.
직접 해보시지 않고 그 결과를 미리 단정 짓지 마십시오.
제가 저 자신의 '피부 부드러워진 것'을 보고 놀랄 정도입니다.
'이게 내 피부가 맞나' 하고 신기해한 적도 많습니다.
여자분들은 분명히 더 좋아하실 것입니다.

때를 미는 행위가 피부 보호막을 파괴시키는
'나쁜 행위'라고 무조건 단정 짓지 마십시오.
건강한 사람에게는 피부 보호막을 손상시키는
'나쁜 행위'일지 몰라도,
질환이 있는 사람에게는
독소 배출을 도와주는,

피부의 숨통을 트여주는
'치료행위'가 될 수도 있습니다.

몸 '컨디션'이 너무 안 좋을 때, 몸에 '알레르기'가 확 돋을 때,
소금물 반신욕은 '탁월한 선택'이 될 것입니다.
소금물 반신욕은 그날 '수면의 질' 또한 크게 향상시켜 줍니다.
반신욕 마지막에,
피부에 남아있는 소금기를 헹구어 내지 마십시오.
피부에 남은 소금기는
피부의 염증을 크게 줄여주며, 피부재생을 도와줍니다.
유해균의 증식을 막아주며, 유익균의 증식을 도와줍니다.

아토피 환우들은
연고 대신 연한 소금물을 수시로 피부에 발라보시기 바랍니다.
운동할 때 나는 '땀'은 가장 좋은 피부 보습제입니다.
아토피가 있는 분들은 땀을 너무 씻어내지 마십시오.
땀에 있는 염분이 우리의 피부를 지켜주기 때문입니다.

'관장'과 '소금물 반신욕'
자신의 상황에 맞는 것을 골라서 꼭 한번 실천해 보십시오.
직접 경험해 보지 않으면, 절대 그 가치를 알 수 없습니다.

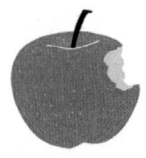

아프다는 것은 그곳이 지저분하다는 뜻입니다

아프다는 것은 그곳이 '지저분하다'는 뜻입니다.
무좀이 있다면, 발이 지저분한 것이고,
관절염이 있다면, 관절 내에 독소가 쌓였다는 뜻이고,
축농증이 있다면, 상악동 안에 지저분한 뭔가가 있다는 뜻입니다.
모낭염이 생겼다면,
모낭염이 생긴 그 부위의 혈액순환이 잘 안되어,
'그 부위의 혈액이 오염되었다'는 뜻입니다.
그래서 그곳에 모낭충이 자리를 잡는 것입니다.
벌레들은 본래 적당히 '지저분한 곳'을 좋아하니까요.
그렇다면 치료를 어떻게 하면 되느냐?

간단합니다. 그곳을 깨끗하게 '청소'해 주면 됩니다.
깨끗하게 청소만 해주면,
낫는 것은 우리 몸이 '알아서' 낫게 되어 있습니다.

제가 말하는 '청소'는 '안'과 '밖'을 다 포함합니다.
'밖'을 청소한다는 것은,
'코 세척'을 한다거나, '발을 씻는다거나' 하는 행동처럼
'해당 부위'를 직접 씻는 행위를 말하고,
'안'을 청소한다는 것은
'혈액'을 깨끗하게 하는 행위를 말합니다.

혈액을 깨끗하게 한다는 말은, 혈액을 '담백하게' 만든다는 뜻입니다.
혈액을 '끈적끈적하게' 만들지 말라는 말입니다.
고혈당, 고콜레스테롤, 뭐 이렇게 만들지 말라는 말입니다.
그렇게 하려면, 소식 혹은 단식을 해야 합니다.
그리고 자주 걸어야 합니다.
그래야 혈당이 떨어지고, 혈액이 담백해집니다.
지나다니는 길바닥에 '음료수'를 부으면 개미가 모여들 듯이,
혈액이 달아지면,
몸속 곳곳에 기생충, 세균, 바이러스가
우리 몸을 뜯어먹으려고 달려듭니다.
이것은 '자연의 이치'입니다.
그래서 당뇨병을 '만병의 근원'이라고 하는 것입니다.

돈 냄새가 나는 곳에 '사기꾼'들이 모여들고,
죽은 지렁이에게 '개미'가 모여드는 것.
이런 것은 '자연의 이치'이기 때문에 막을 수가 없습니다.
'이것을 막을 수 없다'는 것은,
이것을 막으려면, '더 앞 단계'에서 막아야 한다는 뜻입니다.
즉 처음부터 혈액을 지저분하게 하면 안 된다는 뜻입니다.

저는 관장을 하면서 느꼈습니다.
아~ '관장'이라는 것이, '업장 해소'와 원리가 똑같구나.

부자가 되려면, 먼저 '마이너스 통장'부터 없애야 합니다.
'빚'을 먼저 갚아야 합니다. 건강도 마찬가지입니다.
건강해지려면, '몸에 좋은 것을 먹기'에 앞서서,
몸속에 있는 '나쁜 것'들부터 먼저 내버려야 합니다.
그것이 '관장'이고, '단식'이고, '디톡스'입니다.

우리 몸에 있어서 '빚을 청산'하는 것. '업장을 해소'하는 것.
그것이 바로 '관장'입니다.
장 속에 있는 나쁜 세균들, 묵혀둔 숙변들.
이것들을 관장으로 다 씻어내십시오.
관장 기구는 2만 원이면 살 수 있습니다.
인터넷으로 구매하셔서, 집에서 직접 실천해 보십시오.

대변을 보시고 난 후, 대장이 비었다 싶으면, 그때 '관장'을 합니다.
항문을 통해, 대장 내에 1.5~2L의 따뜻한 1% 소금물(2티스푼/1L)을
주입한 후, 10~15분 정도 배 마사지를 합니다.
용변을 보지 않고 참습니다.
그동안 따뜻한 욕조 속에서
'소금물 반신욕'을 병행하시면 더 좋습니다.
15분 후 변기에 지저분한 것들을 다 쏟아내시고,
추가로 반신욕을 좀 더 즐기십시오.
그러면 그날은 '꿀잠'을 주무실 수 있습니다.
관장을 하고 나면, 갑자기 방귀 냄새가 순해질 것입니다.

"내일이면 또 변이 생길 텐데, 관장 한 번 한다고 뭐가 달라져?"
네. 달라집니다.
내일 방이 또 지저분해지더라도
오늘 방 청소하는 것이 의미가 있듯이.
관장하는 것은 분명 효과가 있습니다.
주기적으로 자주(매일) 해주면 더 효과적입니다.
'단식'이나 '소식'과 병행하면 더더욱 좋습니다.

관장으로 잠시나마 대장 내를 청소해 주면,
잠시나마 대장의 안쪽을 감싸고 있는 세포의 치유가 일어납니다.
그 청소된 시간이 길면 길수록 (단식 + 관장으로)
대장은 더 많이 회복됩니다.

그것으로 '장누수증후군'은 치료될 수 있습니다.

단, 예전의 '나쁜 식습관'을 개선하지 않으면,
본래의 장 상태로 얼마 안 가서 돌아갑니다.
질병의 '완치'를 원한다면, '식습관 개선'은 필수입니다.

관장은
관장을 하는 그 즉시 효과를 볼 수 있습니다.

암 환자분들은 급속한 '통증 경감'을 경험하실 수 있을 것이고,
자가면역질환 환자들은
급속한 '알레르기 진정 효과'를 경험하시게 될 것입니다.

관장은 아토피에서부터 자가면역질환, 암까지
거의 모든 '염증(Inflammation)'에 매우 효과가 좋습니다.
관장은 염증 자체를 억제하는 것이 아니라,
염증의 근본 원인을 해결합니다(독소 배출).

여러분들께서 이 책으로 인해
'관장' 하나만 여러분들의 것으로 만든다 하더라도,
저는 더 바랄 것이 없을 정도로
관장은 대단한 효과를 가지고 있습니다.

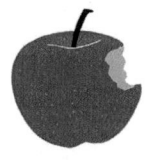

할 사람은 하게 되어 있습니다

저는 앞에서 '관장'과 소금물 반신욕을
직접 해보시라고 권해드렸습니다. 그런데 말입니다.
제가 이렇게 이야기를 한다 해도, 결국 해보는 사람은 해보고,
안 해보는 사람은 안 해본다는 것을 알게 되었습니다.
그 차이가 뭔지 곰곰이 생각해 보았습니다.
다음의 이야기로 그 설명을 대신해 보겠습니다.

자기계발서를 읽다 보면,
"당신은 성공합니다. 당신은 모든 것을 다 가졌습니다."
"원하기만 하십시오. 당신은 모든 것을 얻을 수 있습니다."
와 비슷한 구절이 정말 많이 나옵니다.
수많은 자기계발서의 '결론'이라고 할 수 있지요.

저는 한때 이것이 '진실'이라 생각했습니다.
그런데, 제 주변 사람들 중 일부는 이 말을 믿지 않더군요.
그때 저는 '제 생각이 맞고,
그 사람들 생각이 틀렸다'고 생각했었습니다.

그런데. 아뿔싸. 알고 보니 그 사람들이 틀린 것이 아니고,
제가 틀린 것이었습니다. 그 사람들 말이 맞았습니다.
그 사람들은 '성공할 운명'이 아니었던 것입니다. 아찔했었습니다.
성공할 운명이 아닌 사람들은,
이 말이 '믿어지지가' 않는 것입니다. (인과동시因果同時)

그럼 내가 성공할 운명인지, 성공할 운명이 아닌지.
그걸 '누가' 결정하느냐? 바로 '자기 자신'입니다.
여러분은 여러분이 '믿는 대로' 이루어집니다.

여러분이 '관장'과 '소금물 반신욕'을 직접 실천해 보고,
뭔가 깨달음을 얻어서,
건강이 좋아질 운명을 가진 사람인지, 아닌지.
그게 다 지금 '여러분'께 달렸다는 말입니다.
그런데 제가 보기에 이것은 큰 맥락에서 '정해져' 있습니다.

'될 일은 된다'라는 말이 있습니다.
저는 '할 사람은 한다'라고 이야기하고 싶습니다.

여러분은 관장과 소금물 반신욕을 '실천해 볼 운명'의 사람인가요?
제 말을 한 귀로 듣고, 한 귀로 흘릴 운명의 사람인가요?
여러분의 운명은 어떻습니까? 잘 생각해 보십시오.

이런 생각을 가진 저는 '운명론자'입니까? '자유의지론자'입니까?

의지와 운명은 별개의 것이 아닙니다.
이것 역시도 서로 연결되어 있습니다.
운명이기 때문에, 의지가 생기는 것이기도 하고
의지가 있으니까, 나의 운명이라고 이야기하기도 하는 것입니다.

진리는 늘 이렇습니다.
때론 이렇다고도 할 수 있고, 때론 저렇다고도 할 수 있고,
때론 이렇다고도 저렇다고도 할 수 없는 것.

운명론자라고도 할 수도 있고, 자유의지론자라고도 할 수도 있고,
어떻게 보면 운명론자도 자유의지론자도 아니라고 할 수 있는.
그런 미묘한 지점.
그 지점이 바로 실상實相입니다.

생각보다 많은 것들이 이미 '정해져' 있고,
생각보다 많은 것들을 우리는 '바꿀 수' 있습니다.

될 일은 되게 되어 있고,
할 사람은 하게 되어 있습니다.

생각보다 많은 것들이 이미 '정해져' 있고,
생각보다 많은 것들을 우리는 '바꿀 수' 있습니다.

의지와 운명은 별개의 것이 아닙니다.

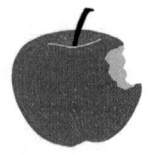

정해진 운명이란 있는 것일까요?

앞에서 '운명'에 대해 잠시 언급을 했었는데요.
자연치유에 관한 이야기는 아니지만,
이야기가 나온 김에 운명에 대해 조금만 더 이야기해 보겠습니다.
여러분은 사람의 운명이 정해져 있다고 생각하십니까?
아니면 나의 '의지대로' 운명을 바꿀 수 있다고 생각하십니까?

먼저, 제가 예전에 자주 범했던 '오류'를 말씀드리겠습니다.
저는 예전에 '흑백논리'를 가지고 있었습니다.
'운명론'이 맞거나, '자유의지론'이 맞거나.
둘 중 하나가 맞고, 나머지 하나는 틀렸다.
이렇게 생각했었습니다.

하지만 진실은 '양극단'에 있지 않았습니다.
지금 제가 생각하고 있는 '진실'은
운명론과 자유의지론의 그 사이 약 7:3 지점.
그 근처, 어느 지점에 있지 않을까 싶습니다.

저는 사람의 운명이 마치
'달리는 자동차'와 유사하다는 생각을 해보았습니다.
'달리는 자동차'에는 현재, '이미 정해진 속도와 방향'이 있습니다.
그래서 이대로 간다면 이 자동차는,
1시간 후에 어디쯤 있을지 우리는 대충 '예측'할 수 있습니다.

하지만 운전자의 '의지'에 따라
약간의 '방향 전환'이 가능한 것 역시 사실이지요?
그렇지만, '의지에 따라 변화를 줄 수 있는 양'은
생각보다 많지 않습니다.

이 자동차의 속도와 방향을
'하루에 단 1%만' 변경이 가능하다고 가정해 봅시다.
그렇다면 '오늘' 이 자동차가 대충 어느 위치에 있을지는
거의 '짐작'이 됩니다.
하지만 '100일 후' 이 자동차가 어디 있을지는
'범위'가 훨씬 더 넓어지겠지요?

내가 지금껏, '만나오던 사람'이 정해져 있고,
내가 지금껏 '담배를 피워왔는지 안 피워왔는지'가 정해져 있고,
내가 평소 '운동을 하던 사람인지, 안 하던 사람인지',
'내가 책을 보던 사람인지, 안 보던 사람인지',
'내가 어느 직장에 다니고 있고', '내가 누구와 결혼을 했었는지',
'내 식생활 습관은 어떠했었는지',
그런 것들은 '이미 다 정해져' 있습니다.

그렇기 때문에, 내가 오늘 누구를 만날지,
뭐를 먹을지, 얼마만큼 먹을지, 어떤 이야기를 할지,
담배를 피울지 말지, 어디에 일하러 갈 것인지,
오늘 독서를 할 것인지 말 것인지,
오늘 운동을 할 것인지 말 것인지,
이런 것들이 대부분 이미 '정해져' 있는 것이나
마찬가지라는 것입니다.

우리는 '어제' 내가 했던 행동을 '오늘도' 할 가능성이 크고,
'지난주에' 내가 했던 행동을
'이번 주'에도 역시 반복할 가능성이 크고,
'지난해'에 내가 했던 행동을
'이번 해'에도 역시 반복할 가능성이 크고,
'지난 생'에 내가 했던 행동을
'이번 생'에도 역시 반복할 가능성이 큽니다.

심지어 오늘 내가 '유튜브'에서 어떤 영상을 클릭해 볼지도
'유튜브 알고리즘'은 이미 다 훤하게 나의 머릿속을 들여다보며,
비웃기라도 하듯, '다 알고 있는 눈치'입니다.
'쿠팡 알고리즘'조차도, 내가 오늘 어떤 상품을 사고 싶어 하는지,
말을 안 해서 그렇지, 대충 알고 있는 눈치입니다.
이것이, 알고 보면 다 인과법因果法이고, 연기법緣起法입니다.

어떤 특정 영상을 보던 사람이, 그다음에는 어떤 영상을 보더라.
어떤 물건을 사던 사람이, 그다음에는 어떤 물건을 사더라.
어떤 책을 읽은 사람이, 그다음에는 어떤 책을 읽더라.
하는 '빅데이터Big Data'.

이게 다 물 흐르듯이.
통계적으로 보면 '어떤 일관된 흐름'이 있더라는 말입니다.
'알고리즘'이란 것이 있더라는 말입니다.

그런 의미에서 우리들의 '오늘'은
99% '정해진' 거나 다름이 없습니다.
다만 우리가 오늘을 자유의지대로 살고 있다고
'착각'하고 있는 것뿐입니다.
실제로는 알고리즘대로 '흘러가고' 있는 것입니다.

제가 이 이야기를 하기 전까지만 해도, 여러분들은 지금,
'흘러가고 있다'는 것조차도 의식하지 못하고,
흘러가고 계셨지 않습니까?

저는 얼마 전 제 딸과 함께 아침 식사를 하면서,
물김치 국물을 그릇째로 마셨습니다.
그리고 그 그릇을 바닥에 놓기 전에,
다음과 같은 생각이 문득 들었습니다.

내가 이 그릇을 바닥에 놓는 순간,
나의 딸은 나와 똑같이 물김치 국물을 그릇째로 마실 것이다.

아니나 다를까. 제 딸은 제가 물김치 그릇을 바닥에 놓자마자,
자기도 그 그릇을 가지고 가서, 물김치 국물을 마셨습니다.
제 딸은 저의 행동 따라 하길 좋아하거든요. (무의식적으로)
사실 제 딸은 오늘 아침, 제가 물김치 국물을 마시기 전에,
단 한 번도 물김치 국물을 마시지 않았었습니다.
바로 이겁니다.

우리는 자유의지로 뭔가를 하고 있다고 '착각'하는 것입니다.
사실은 그냥 '흘러가고' 있는 것입니다. 알고리즘대로,
차례차례 도미노 넘어가듯이. 다 '흐름'이 있다는 것입니다.

A를 했으니 B를 하고, B가 결과를 만들어서 C가 일어나고,
C가 일어났으니 D가 발생하고. 계속 이렇게 이어지는 것입니다.

진짜 사람의 '의지'로 변화를 줄 수 있는 것은
정말이지 하루의 '1%'도 안 됩니다.
하지만 그 사소한 1%의 힘이 '방향성'을 가지고
계속 '한 방향'으로 집중된다면,
그러면 그 사람의 '운명'은 바뀔 수 있습니다.
하지만 '일정한 방향성' 없이 이랬다저랬다 해서는
운명이 바뀌지 않습니다.
그래서 '습관'이 중요하고, '루틴'이 중요하고
'꾸준함'이 중요합니다.

오늘의 자유의지는
10년 후의 무언가를 바꿀 수는 있어도
오늘의 무언가를 바꾸기에는 역부족입니다.

운명과 의지에 대한 사자성어. '운칠기삼運七技三'
저는 이 말이 굉장히 진리에 가깝다고 생각합니다.

사람에게는 '운명'이란 것이 있습니다.
하지만 그것을 바꿀 수도 있습니다.
하지만 그것을 '바꾸는 것'이 좀처럼 쉽지는 않습니다.

그리고 '꼭' 바꿔야 하는 것 또한 아닙니다.
다만, 바꾸고 싶다면 거기에 걸맞은 노력을 해야 합니다.
세상에 공짜는 없으니까요.

사람들은 정해진 운명대로 '흘러가는 사람'들이 대부분입니다.
그 주어진 흐름을 역행할 수 있는 '역행자'만이
자신의 운명을 '의지대로' 바꿀 수 있습니다.

그 사람은
먹고 싶어도 안 먹을 수 있고,
써 버리고 싶어도 안 쓸 수 있고,
화내고 싶어도 화를 안 낼 수 있고,
보복하고 싶어도 보복하지 않을 수 있는 사람입니다.
세상은 그를 '절제할 수 있는 사람'이라고 말합니다.

절제할 수 있는 사람에겐 '자유의지론'이 더 맞을 것이고,
절제하지 못하는 사람에겐 '운명론'이 더 맞는 말인 것 같습니다.

우리들의 '오늘'은 99% '정해진' 거나 다름이 없습니다.
다만 우리가 오늘을 자유의지대로 살고 있다고
'착각'하고 있는 것뿐입니다.
실제로는 알고리즘대로 '흘러가고' 있다고 보는 것이
오히려 더 맞을 것입니다.

오늘의 자유의지는 10년 후의 무언가를 바꿀 수는 있어도
오늘의 무언가를 바꾸기에는 역부족입니다.

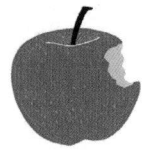

소금, 소금 양치

현대 시대의 많은 사람들은 각종 염증에 시달리고 있습니다.
만성질환이라고 알려져 있는 수많은 질환들을 한마디로 하자면,
그것은 바로 염증炎症이라고 할 수 있습니다.
감기, 중이염, 아토피, 자가면역질환, 암, 신장염, 간염… 등등
부위와 특징에 따라서 그 질환의 이름은 다양하지만,
따지고 보면 모두 일종의 염증이라고 할 수 있습니다.
염증이라 함은 Inflammation.
즉 몸에 불〔炎〕(flame)이 났다는 말입니다.
이 불을 끄기 위해서는 '물水의 기운'이 반드시 필요합니다.
그런데 물을 아무리 많이 마신다 하더라도,
물이 몸의 각 조직으로 반드시 전달되는 것은 아닙니다.
소변의 양만 많아지지요.

하지만 밤에 라면을 먹고 자면 어떻습니까?
다음날 몸이 퉁퉁 붇지요? 바로 그겁니다.
소금기. 염분이 몸에 들어오면
우리 몸은 알아서 수분을 붙잡아둡니다.
(라면이 몸에 좋다는 이야기가 아닙니다 ^^;)

학원에 예쁜 여학생이 한 명 다니면
저절로 남자 수강생이 늘어나는 현상과 같습니다.
자연의 이치라 할 수 있습니다.

우리는 우리 몸에 물을 공급하기 위해서,
물을 먹을 것이 아니라, 소금을 먹어야 합니다.
소금을 먹으면 우리 몸이 알아서 물을 머금고 있게 됩니다.
즉 몸이 퉁퉁 붇게 됩니다. 몸무게도 늘어납니다.
이게 뭐가 좋으냐?
이렇게 되면 신장에서 노폐물을 걸러내기가 훨씬 수월해집니다.
신장은 '우리 몸의 정수기'입니다.
피를 맑게 해주는 정수 필터, 거름종이의 역할을 하지요.
끈적끈적한 피에서 노폐물을 걸러내는 것보다는
맑은 피에서 노폐물을 걸러내는 것이 훨씬 더 용이합니다.
즉 소금을 충분히 먹으면 체내 수분량이 많아지고,
피부가 탱탱해지고, 신장의 여과 기능이 좋아진다는 말입니다.
즉 소금이 몸속의 '노폐물 배출'에 큰 도움을 준다는 뜻입니다.

이 원리는 하나의 세포 안에서도 똑같이 이루어집니다.
세포 안에서도 나름의
먹고, 소화하고, 배설하는 기능이 이루어지는데
세포 내 물의 양이 많아지니
세포 내에서도 '물질 교환'이 훨씬 용이해지는 것입니다.
그러니 세포 내에서의 노폐물 배출 또한 원활해지는 것입니다.

소금의 또 다른 큰 기능은 '썩지 않게 만든다'는 것입니다.
우리가 먹은 음식물은
입, 식도, 위장, 소장, 대장을 거쳐 배출되게 됩니다.
그런데 이 음식물이 몸속에서 '부패'가 되어버리면
혐기성 세균이 증식하게 되고,
혐기성 세균은 악취가 나는 독성가스를 배출하게 됩니다.
즉, 대장 내가 썩어들어가게 되는 것입니다.

하지만 소금이 들어가면 상황은 달라집니다.
배추를 소금에 절여두면 배추가 썩지 않고 '발효'되는 것처럼 (김치)
소금이 들어가면 음식물은 썩지 않고 '발효'가 됩니다.
이 과정에서 유해균의 증식이 억제되고,
유익균의 선별적인 증식이 이루어집니다.
이것이 바로 소금을 충분히 먹어야 하는 두 번째 이유입니다.
소금이 있는 곳에 유해균은 살아갈 수가 없습니다.
대장 내에서도 그렇고, 입안에서도 마찬가지입니다.

이것이 소금 양치를 해야 하는 이유입니다.
소금 양치를 하게 되면
잇몸 질환을 일으키는 세균들이 살아갈 수 없습니다.
구취를 유발하는 세균들도 살아갈 수가 없습니다.
그리고 유익균의 선별적인 증식이 이루어집니다.
유익균은 구취를 유발하지 않습니다.
유익균은 잇몸 질환도, 충치도 일으키지 않습니다.

요약하자면,
1. 소금은 우리 몸에 수분을 공급해 주며, 노폐물 배출을 도와줍니다.
노폐물이 배출되면 우리 몸은 염증을 일으킬 이유가 없어집니다.
2. 소금은 유해균을 억제하고, 유익균을 선별적으로 배양합니다.
입냄새와 방귀 냄새를 순하게 해주며,
구강 건강과 장 건강을 지켜줍니다.

소금이 혈압을 상승시킨다는 말은, 정말 우스운 이야기입니다.
'부부간의 대화'가 지금 당장 부부싸움을 일으키니
부부간의 대화를 없애야 하나요?
아니면, 지금 당장은 싸우더라도, 대화로 풀 건 풀어야 하나요?

지금 당장은 혈압이 좀 올라가더라도
몸속의 수분량을 늘려줘야, 독소를 좀 더 쉽게 배출하게 되고,

그렇게 해서 독소를 다 배출하고 나면,
나중에 혈압은 저절로 떨어지게 되어 있습니다.

각종 염증이 있는 분들은 소금을 꾸준히 드셔보시기 바랍니다.
식사 이외에 하루 10~20g의 소금을 꾸준히 드셔주시면
1달~ 2달 후에 분명히 몸이 좋아지는 것을 느끼실 것입니다.
소금을 드신다고 해서
하루아침에 몸이 확 좋아지기를 기대하지는 마십시오.
하루아침에 좋아질 수는 없습니다.
다만, 원리를 이해하고 꾸준히 실천해 보십시오.
원인이 있으면 결과는 있기 마련입니다.

치주질환이 있는 분들은 치약을 쓰지 마시고
고운 소금으로 양치를 해 보시기 바랍니다.
소금 양치의 효과는 생각보다 굉장히 빠릅니다.
빠르면 하루이틀 만에도 효과를 보실 수 있을 것입니다.

소금은 우리 몸의 노폐물 배출을 도와줍니다.
소금은 염증의 원인을 해결해 줍니다.
소금은 유해균을 억제하고, 유익균을 선별적으로 배양합니다.
'빛과 소금'이라는 말이 있을 만큼
소금은 사람에게 꼭 필요한 영양소입니다.

그러니 음식을 일부러 싱겁게 드시지 마십시오.
내 몸이 원하는 만큼
충분히 간을 해서 드십시오.
더 나아가서 질환이 있는 분들은
의도적으로 소금을 더 챙겨서 드시기 바랍니다.

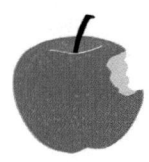

비타민C

저는 보통, 음식이 아닌 약으로 특정 영양소를 보충하는 것을
환자분께 권하지 않습니다. 그런데 여기에도 예외가 있습니다.
그 예외 중 대표적인 것이 바로 비타민B와 비타민C입니다.
이 두 가지 비타민의 특징은 '수용성'이라는 것입니다.
약의 성분이 물에 잘 녹는가 안 녹는가 하는 문제는
굉장히 중요한 문제입니다.
왜냐하면 우리 몸의 실체는
사실 뼈나 살이 아닌 '피'이기 때문입니다.
우리 몸은 피를 담고 있는 물풍선이라고 할 수 있습니다.

세포 역시도 물을 담고 있는 물풍선이며,
간, 신장, 혈관, 눈. 등. 모든 개별 장기들 역시
피를 담고 있는 물풍선이라 할 수 있습니다.
물풍선만으로는 힘이 없으니,
뼈와 같은 골격에 물풍선을 걸어 놓은 것이
우리 몸이라고 할 수 있습니다.

피가 더러워지면
이는 곧 내가 더러워졌다는 것이고,
내 마음 역시 더러워졌다는 뜻입니다.

피가 맑아지면
피부 역시 맑아지게 되고,
이는 내 마음 역시 맑아졌음을 뜻합니다.

그래서 우리는
건강해지려면 '피'에 집중하여야 합니다.
피가 우리 몸의 본체이기 때문입니다.
혈액이 깨끗해지면 그 사람은 머지않아 건강해지게 되어 있습니다.

피를 맑게 해주려고 폐가 필요하고
피를 맑게 해주려고 신장이 필요하고
피를 해독해 주려고 간이 필요하고

피를 순환시켜 주려고 심장이 필요하며
피에 영양공급을 해주기 위해서 소화 기관이 필요한 것입니다.

피를 맑게 해주는 모든 음식과 행동들은 건강에 도움이 됩니다.
소금, 야채, 과일, 걷기, 달리기, 등산,
깊은 호흡, 소식, 단식, 관장, 반신욕… 등등.

비타민C를 먹어보면.
특히 고용량 요법(매 식사마다 2,000mg 이상)으로 먹어보면
확실히 평소보다 1. 소화가 더 잘되고,
2. 방귀 냄새가 순해진다는 것을 알 수 있습니다.

저는 이왕재 교수님의 책도 읽고 영상도 많이 봤습니다.
다른 중요한 이야기도 많이 있었지만.
'비타민C를 먹으면 방귀 냄새가 순해진다'
이것 하나만으로도 비타민C는 충분히 가치가 있다고 생각합니다.
저의 건강법은 소화관 내의 음식물이 부패하지 않고
발효되도록 하는 것을 굉장히 중요시 여기거든요.
저는 그것이 혈액을 더럽히지 않는 핵심이라고 생각하기 때문입니다.

저는 이왕재 교수님이 똑똑하면서도 진실되다고 생각합니다.
능력과 도덕성을 함께 겸비한, 보기 드문 인재라 생각합니다.

그런 교수님이 최근 압타민C를 국민들에게 많이 권하고 있습니다.
압타민C는 비타민C가 가지고 있는 단점을 보완하는 제품입니다.
비타민C는 강력한 항산화제로서 다양한 건강 효능을 지녔지만
외부 환경에 노출되면 쉽게 산화되는 단점이 있으며,
비타민C는 섭취한 비타민C의 대부분이 체내에 흡수되지 못하고
금방 배출된다는 단점 역시 가지고 있습니다.

이 두 가지 단점을 압타민C가 보완한다는 것입니다.
'압타머Aptamer'라는 물질이 비타민C를 수송하는
'수송 트럭' 역할을 하는 것이지요.
표적지까지 비타민C를 좀 더 안전하게 운반시켜 준다는 뜻입니다.

압타민C와 비타민C를 함께 복용하고 난 후
오래된 만성질환이 좋아졌다고 이야기하는 사람들이
생각보다 꽤 많이 있습니다.

압타민C의 가격은 그렇게 싸지 않습니다.
하지만 '한번 시도해 볼만한 가치'는
충분히 있다고 생각합니다.
압타민C를 믿어 보시라기보다는
'이왕재'라는 '사람'을 한번 믿어 보시라는 겁니다.

비타민C를 먹어보면
피부의 재생속도가 평소보다
좀 더 빨라진다는 것을 확실히 느낄 수가 있습니다.

그 말인즉, 비타민C를 먹으면
재생에 필요한 뭔가를(재료를)
우리 몸이 더 빨리 소진할 것이라는 것을 짐작해 볼 수 있습니다.
그래서 필요한 것이 비타민B입니다.

야간뇨, 빈뇨, 전립선 기능 저하, 신장 질환 등등
소변과 관련된 대부분의 질환은 모두 어찌 보면
'혈관'의 문제라 할 수 있습니다.

비타민B를 먹어보면 소변 색이 노랗게 변하는 것을 볼 수 있습니다.
이런 식으로, 비타민B를 먹으면
'비타민B가 녹아 들어간 혈액'이
우리의 온몸을 순환하게 됩니다.

이 과정에서 혈관을 청소한다는 말입니다.
비타민B도 비타민C도 둘 다
기능을 하지 않고 그냥 소변으로 빠져나가는 것이 아니라.

혈관과 요도를 깨끗이 소독, 청소하면서
자기 할 일을 다 하고 (산화 방지, 상처 재생)
우리 몸을 빠져나간다는 말입니다.

다른 영양제는 모르겠지만
비타민B, 비타민C, 압타민C 이런 것들에 대해서는
충분히 공부해 볼만한 가치가 있다고 생각합니다.

영양제를 드시지 마시고, 야채와 과일을 드십시오. 이 말도 맞고
영양제라고 모든 영양제가 나쁜 것은 아닙니다. 이 말도 맞습니다.

제가 하는 이야기는
'항상 반이 맞고 반이 틀리다'는 것을 기억해 주십시오.

진리는 한마디의 말로 표현할 수가 없는 것 같습니다.
'말'이라는 것은 늘 진리의 일부분.
단편적인 모습만 드러낼 수 있기 때문입니다.

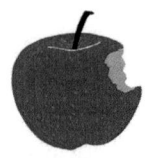

몸 아픈 것이 '유전'이라고 변명하지 마십시오

제가 자연치유와 관련해 환자분과 상담을 하면서,
제일 듣기 싫어하는 변명 중 하나가
'제 이는 원래 이렇게 약해요', '우리 집안 식구들은 다 이래요'
'타고났어요', '유전이에요', '저는 체질상 원래 그래요'
뭐 이런 이야기들입니다.
본인들의 질병을 '조상 탓'하는 것입니다.
이건 '아주 나쁜 습관'입니다.
실제로 유전이 원인이 맞다고 해도, '잘못된 대답'이고,
실제로 유전이 원인이 아닌 경우가 99%입니다.

유전이 진짜 원인이라 해도 왜 잘못된 대답이냐?
유전이 진짜 원인이라면, '바꿀 수 없다'는 것인데,
'바꿀 수 없는 것'이 어떻게 '원인'이 될 수 있습니까?
바꿀 수 없는 것을 왜 탓합니까?
'바꿀 수 없는 것'은 탓할 것이 아니라, 그냥 '받아들이면' 됩니다.
그것은 고민거리가 될 수 없습니다.

유전이 진짜 원인이라면,
우리의 부모님, 할아버지, 그 윗대 할아버지, 조선 시대 선조들 또한
모두 다 그 질병을 가지고 있어야, 그게 유전입니다.
하지만 현실은 그렇지 않습니다.
현대인들의 질병 대부분은 '최근에' 발생한 질병입니다.
암도, 당뇨병도, 고혈압도, 아토피도, 관절염도,
역사가 그리 긴 질병이 아닙니다.

'후생유전학'을 공부해 보시면, 알게 됩니다.
똑같은 유전자라 할지라도 '무엇을 먹느냐'에 따라,
특정 유전자의 발현 스위치를 끌 수도, 켤 수도 있다는 사실을요.
비만인 환자가 처음부터 비만인 유전자를 타고난 것이 아니라,
언제든 '먹는 것'을 바꾸면,
비만 유전자의 발현 스위치를 '꺼버릴 수도 있다'는 말입니다.
암 발생 유전자를 타고났다 하더라도, 나의 식습관 조절로,
얼마든지 암 발생 유전자 '스위치'를 꺼버릴 수 있다는 말입니다.

오늘 내가 먹은 것은, 내일 나의 몸이 됩니다.
그래서 먹는 것을 철저히 가려서 먹어야 합니다.

'나무'로 집을 지으면 '나무집'이 되고,
'흙'으로 집을 지으면 '흙집'이 되고,
'돌'로 집을 지으면 '돌집'이 됩니다.

집을 짓는 '재료'의 성질이,
완성된 '집'의 성질에 그대로 '영향을 미친다'는 말입니다.

단(甘) 음식을 먹으면, 우리 피와 몸이 달게 되고,
육식을 하면, 욕심이 생기게 마련입니다.
화식火食으로 '죽은 음식'만 먹으면,
재생이 잘 안되는, '죽은 몸'이 되는 것이고,
생식生食으로 '살아있는 음식'을 먹으면,
몸이 '살아나는' 것입니다.
그래서 몸의 곳곳이 '재생(regeneration)'되는 것입니다.

'죽은 음식'을 먹으면서,
'몸이 재생이 되기'를 바라는 것은 이치에 맞지 않습니다.
죽은 음식으로는
흉터 재생, 연골 재생, 신경 재생이 일어날 수 없습니다.
있어도 극히 미미한 부분뿐입니다.

화식火食이라는 조건하에서는, 일반적으로 병원에서 이야기하는,
'연골은 다시 재생이 안 됩니다' 하는 말이 맞습니다.

하지만, '전제'가 바뀌면, '결론'도 바뀝니다.
단식으로 몸속의 '독소를 비우고',
몸을 '살아있는' 음식으로 채운다면, 연골도 '재생'이 가능합니다.
이것은 제가 '직접' 경험한 바이기 때문에
확고하게 말씀드릴 수 있습니다.

저는 그렇게 낫지 않던 '무릎 관절염'과 '손가락 관절염'을
'자연치유만으로' 완치시켰습니다.
그 당시 단식과 레몬즙, 생채식이 크게 효과적이었던 것 같습니다.

내가 운동하지 않으면서,
내가 먹는 것을 가려 먹지 않으면서,
내가 내 몸에 대해 공부하지 않으면서,
내 몸 아픈 것을 '유전'이라고 변명하지 마십시오.

제가 봤을 때, 엄밀한 의미의 '유전병'은 없습니다.
단지, 부모의 '업'을 물려받는 현상만 있을 뿐입니다.
'업'이 같으니, '병'이 같을 수밖에요.
지금이라도 그 '업'을 끊으면, '병'은 사라집니다.

가족끼리 '질병'이 비슷하게 생기는 것은
세상을 바라보는 인식(패러다임)
즉 '마음의 모양'이 비슷하기 때문입니다.
화내는 마음, 원망하는 마음,
과식하는 습관, 절제하지 못하는 습관.
그것들이 비슷하기 때문에, 병도 비슷한 것입니다.

유전이라고 변명하기에 앞서,
내가 가진 질병에 대해 공부를 시작해 보십시오.
치료법은 진짜 있습니다.

모든 일에 다 원인이 있듯이,
모든 질병에도 다 원인이 있고 치료법이 있습니다.

백번 양보해서
진짜 만에 하나, 정말 치료법이 없다면
'치료법이 없다는 것' 그것이 해답이 될 것입니다.

똑같은 유전자라 할지라도 '무엇을 먹느냐'에 따라,
특정 유전자의 발현 스위치를 끌 수도, 켤 수도 있습니다.

'나무'로 집을 지으면 '나무집'이 되고,
'흙'으로 집을 지으면 '흙집'이 되고,
'돌'로 집을 지으면 '돌집'이 됩니다.

엄밀한 의미의 '유전병'은 없습니다.
단지, 부모의 '업'을 물려받는 현상만 있을 뿐입니다.

유전이라고 변명하기에 앞서,
내가 가진 질병에 대해 공부를 시작해 보십시오.
치료법은 진짜 있습니다.

모든 질병에는 원인이 있습니다

(몸에 관한 인과의 법칙)

CHAPTER 3. 잠자는 것

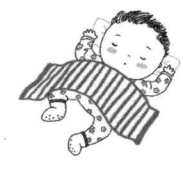

잠의 중요성을 깨달아야 합니다

저는 제가 '잠이 중요하다'는 사실을 알고 있는지 알았습니다.
그런데 그것은 '착각'이었습니다.
예전의 저는 잠의 중요성을 모르고 있었습니다.
얼마나 잠이 중요한지 그것을 알게 되면,
잠과 맞바꿀 만한 것이 이 세상에 거의 없다는 것을 알게 됩니다.

하루 일과에 있어서 '아침'은 매우 중요합니다.
만약 아침부터 몸 컨디션이 엉망이거나,
아침부터 배우자와 말다툼을 하고 나면,
그날 하루 종일 모든 일들이 '꼬이게' 됩니다.

누구를 만나건 기분이 즐겁지 않고 짜증이 나며,
뭐를 하건 만사 귀찮게 됩니다.
왜냐하면 '아침'이 그날 하루의 '첫 단추'이기 때문입니다.
아침이 즐겁고 상쾌해야, 오후가 즐겁고 상쾌할 가능성이 있고,
오후가 즐거워야, 저녁 시간이 즐거울 '가능성'이 있습니다.

아침은 우리 몸의 '배터리'가 가장 많이 충전되어있는 상태입니다.
마치, 이제 막 충전기에서 꺼낸 '완충된' 휴대폰이나 마찬가지입니다.
이렇게 중요한 아침에
무엇을 하는가?
무엇을 먹는가?
누구를 만나는가? 하는 그것이
그날 하루 전반의 컨디션을 좌우할 가능성이 매우 큽니다.

그런데 이렇게 중요한 아침을
'시작 전부터' 엉망으로 만드는 요인이 있습니다.
그것이 바로 '수면 부족'입니다.
그 전날, 몸과 마음의 배터리를 완전하게 충전하지 못했으니,
시작부터 비실비실할 수밖에 없는 것입니다.

오늘 아침의 '감정', '컨디션'은
어젯밤에 잔 '잠'에 정말 크게 영향을 받습니다

사람들은 이걸 '알면서도' 왜 잠을 일찍 자지 못하는 것일까요?

1. 잠을 '6시간' 정도만 자면 된다고 잘못 알고 있습니다.
2. 잠은 아무것도 안 하는 '아까운' 시간이라고 잘못 알고 있습니다.
3. 자고 일어났는데도 피곤하고, 좀 더 자고 싶고,
   몸이 찌뿌둥한 것을 당연하고, 별일이 아니라고 생각합니다.
4. 야식을 먹거나, 밤늦게까지 넷플릭스를 시청하거나,
   술 마시고 게임 하는 등.
   소위 '쾌락'을 포기하지 못하기 때문입니다.

일찍 자려고 하면 이런 수많은 '유혹'을 뿌리칠 수 있어야 합니다.
이런 것들을 '절제'하지 않고, 일찍 자는 것은 불가능합니다.

"그런 거 다 안 하고 살 바에야 무슨 재미로 사니?
그렇게 살 바에야, 차라리 하고 싶은 것 다 하고,
보고 싶은 것 다 보고, 지금처럼 좀 늦게 잘란다"
라고 생각하시는 분들도 꽤 있으리라고 봅니다.

하지만 이런 분들도 다음 날 아침이 되면 후회를 하게 됩니다.
'아 어제 일찍 좀 잘걸. 왜 이렇게 피곤하냐?'

세상에 공짜는 없습니다. 철저히 없습니다. 하나를 얻으려면
하나를 포기하는 수밖에 없습니다. 이치가 그러합니다.

잠을 위해, 다음 날의 컨디션을 위해,
뭔가를 포기할 수 있어야 합니다.

월급을 받으면, '저금할 돈'을 '먼저' 저금하고,
그러고 나서 '남는 돈'으로 생활을 하라는 말이 있습니다.
'시간'도 마찬가지입니다.
의지 에너지가 가득 찼을 때 (아침에)
그때 뭔가 '건설적인' 일을 가장 먼저 해야 합니다.

그것이 영어 공부든, 독서든, 운동이든, 명상(기도)이든.
가장 의미 있는 일에,
나의 '의지 에너지'를 '제일 먼저' 배정해 주어야 합니다.
그래야 그것이 일 년이 쌓이고, 십 년이 쌓여서,
결국 무슨 일을 해내도, 해내게 되는 것입니다.

'나는 아침에 일어나도 힘이 없고, 만사 다 하기 싫던데?'

이렇게 이야기하시는 분들은 잠이 모자라는 분들입니다.
이분들은 잠자는 시간을 '대폭' 늘려야 합니다.

기상 시간은 그대로 두고,
취침 시간을 2시간가량 더 앞당겨보십시오.
다음날 하루가 훨씬 더 행복해질 것입니다.

'진짜' 부자는 잠을 아끼지 않습니다.
'진짜' 공부 잘하는 사람은 잠을 줄이지 않습니다.
'효율'이 뭔지를 알기 때문입니다.
개운한 머리로 1시간 공부하는 것이
흐리멍덩한 상태에서 3시간 공부하는 것보다 훨씬 낫습니다.

가난한 사람들은
'돈을 내려놓는 법'을 배우기에 앞서서
'돈을 버는 법'부터 배워야 한다고 저는 생각합니다.
그런 후에, 나중에 '돈을 내려놓는 법'을 배워야 합니다.
아직 '돈을 버는 법'도 모르는 사람에게
'돈을 내려놓는 법'부터 가르치려 하는 것은
'시기적절한' 가르침이 아니라고 생각합니다.

마찬가지로, 잠이 부족한 사람들은
'수면시간을 충분히 확보하는 법'부터 배워야 합니다.
잠자는 시간이 얼마나 소중한 시간인지,
잠이
다음날 나의 컨디션과 기분에 얼마나 막강한 영향을 미치는지,
직접 느껴보아야 합니다.
이것이 숙달되고 나면, 나중에 필요할 때,
그때 각자 본인이 알아서 잠을 줄이면 됩니다.
그것은 '나중의' 문제입니다.

잠을 충분히 잠으로써 '의지 에너지'를 가득 채우고,
그런 다음에.
'매일 아침' 30분이든 1시간이든 2시간이든.
본인만의 '아침 루틴'을 실천해 나가는 것.
그것을 100일, 200일, 1년, 2년… 꾸준히 유지해 나가는 것.
이것이 사람의 운명을 바꾸는 '핵심 비법'입니다.

그 비법의 시작이 '잠을 충분히 자는 것'입니다.

'잠'은 '의지 에너지'를 충전하는 시간입니다.
'잠'은 '몸의 보수공사' 시간입니다.
아무것도 안 하는, '아까운 시간'이 절대 아닙니다.

어디가 아프든 간에, 지금 현재 몸이 아픈 분들은
오늘부터 잠자는 시간을 대폭 늘려보십시오.
잠은 만병통치약입니다.

'진짜' 부자는 잠을 아끼지 않습니다.
'진짜' 공부 잘하는 사람은 잠을 줄이지 않습니다.
'효율'이 뭔지를 알기 때문입니다.

'잠'은 '의지 에너지'를 충전하는 시간입니다.
'잠'은 '몸의 보수공사' 시간입니다.
아무것도 안 하는, '아까운 시간'이 절대 아닙니다.

잠을 충분히 잠으로써 '의지 에너지'를 가득 채우고,
그런 다음에.
'매일 아침' 30분이든 1시간이든 2시간이든.
본인만의 '아침 루틴'을 실천해 나가는 것.
그것을 100일, 200일, 1년, 2년 … 꾸준히 유지해 나가는 것.
이것이 사람의 운명을 바꾸는 '핵심 비법'입니다.

그 비법의 시작이 '잠을 충분히 자는 것'입니다.

모든 질병에는 원인이 있습니다

(몸에 관한 인과의 법칙)

CHAPTER 4. 운동하는 것

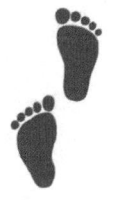

사람은 지구의 일부입니다

通(통할 통) 자를 아십니까?
그 어떤 생명체 건 '통한다는 것', '소통한다는 것',
'단절'되어 있지 않고, '전체'와 '연결'되어 있다는 것은,
생명 유지에 있어 매우 중요합니다.

'호흡'도 지구와 사람 간의 '물질 교환' - '소통'이고요.
음식을 먹는 행위, 물을 마시는 행위, 똥, 오줌, 배설 또한
지구와의 '소통'이라 할 수 있습니다.
이런 눈에 보이는 '물질 교환' 이외에도 사람은 지구와
'눈에 보이지 않는 교감'을 합니다.

그것이 '슈먼공명(Schumann Resonance)'입니다.
사람에게 '뇌파'가 있듯,
지구에도 지구가 발산하는 뇌파-'슈먼공명'이 있습니다.

건강에 아무 이상이 없는 젊은 사람을,
지하 깊은 곳에 '슈먼공명이 통하지 않는' 특수한 방을 만들고,
그 방에서 살게 했더니,
멀쩡하던 사람이 며칠 만에 '두통', '수면장애'를 비롯한
극심한 불편감을 호소하며 '다 죽어가는 것'을
관찰할 수 있었다고 합니다.
그런데 그 사람에게 스피커로 '슈먼공명' 주파수를 들려주었더니,
급속도로 건강이 회복되는 것을 실험하였다고 합니다.

인간은 사실 '인간'이 아닙니다.
인간은 '인간'이기 이전에, '지구'입니다.
여러분의 손가락이,
여러분의 손가락이기 이전에, '여러분'이듯.
서울이 서울이기 이전에 '대한민국'이듯.
여러분은 사실, '여러분 개개인'이자, '지구'입니다.

안 믿기지요? 저도 처음에 안 믿었습니다.
그런데 이치를 알고 보니 정말 그러했습니다.
우리 몸속에 있는 '세균'들 또한 사실 '우리'입니다.

우리는 우리 몸속에 살고 있는 '세균'들의 '조종'을 받고 있습니다.
그들의 '영향'을 받고 있습니다.
'박테리아'가 '선호'하는 음식을 우리는 먹게 되어 있습니다.
'나쁜 세균'이 많으면, '나쁜 음식'을 선호하게 되어 있습니다.
그리고 '감정' 또한 나빠지게 되어 있습니다.

자동차를 '누가' 운전하는가에 따라,
그 차의 '주행 스타일'이 달라지듯,
우리 뱃속에 어떤 '세균'이 있느냐에 따라
우리의 '감정'이나 '행동 양식'은 많이 달라집니다.
이건 저만의 '황당한 망상'이 아닙니다.
최근 과학적으로 다 밝혀진 사실입니다.

누구나 한 번쯤 초콜릿이나 빵이
'미친 듯이' 먹고 싶을 때가 있었지요?
도저히 안 먹고는 못 참을 때.
그것은 '내'가 아닌, '특정 세균'의 소행인지도 모릅니다.
마치 '연가시'에 감염된 사마귀가
'물'을 향해 미친 듯이 돌진하듯이.
장 속 세균의 '신경전달 물질'에 의해
우리는 알게 모르게 '영향'을 받고 있습니다.
그러니 이 세균들을 '우리'가 아니라고 이야기할 근거가 없습니다.

이치가 이러하기 때문에 '관장'은 매우 중요합니다.
관장을 하면, '장내 세균 종류'가 바뀌게 되고
저절로 나쁜 음식을 '덜 먹게' 되어 있습니다.

연가시에 감염된 사마귀는, 사마귀입니까? 연가시입니까?
그것은 '하나'입니다. '둘'이 아닙니다〔不二〕.

저는 '지구와 사람'의 관계가
'사람과 장내 세균'의 관계와 같다고 생각합니다.

"지구는 사람들이 사는 '환경'일 뿐이지,
지구가 살아있기는 뭐가 살아있냐?"
라고 생각하시는 분들이 많을 것으로 생각합니다.

하지만 우리 장 속에서 '세균'들도 그렇게 생각하고 있지 않을까요?
세균들의 의식 수준에서는,
우리들의 몸이
전체적으로 살아서 움직이는
'의식이 있는 유기체'임을 감히 '상상'도 하지 못하고 있지 않을까요?
이것이 다 의식 수준이 다르기 때문에 생기는 현상입니다.

지구 역시 '의식'이 있고, 성장, 발전하고,
생로병사를 하는 '유기체'입니다.

'지구온난화'는 사람이 감기에 걸렸을 때,
'열'이 나는 것과 같습니다.
지구의 '산맥'은 우리 몸의 '골격' 역할을 하며,
지구는 '나무'로 '숨'을 쉽니다.
지구도, 우리 인체도 모두 '70%가 물'로 이루어져 있습니다.
지구에 있어 '강'이 흐르고, '물'이 흐르는 것,
그것은 사람에게 있어, '피'가 통하고, '기'가 흐르는 것과 같습니다.

지구를 한 번 유심히 둘러보십시오.
이것이 어떻게 죽은 것입니까?
저절로 알아서, 비도 오고, 나무도 자라고, 물도 흐르고,
동식물도 자라고, 서로서로 기가 막히게 '균형'을 이루며,
어떤 '항상성'을 유지하며, 계속 '변화'하고 있지 않습니까?
세상의 모든 '물'은 스스로 알아서 '순환'하며,
오염된 물은 저절로 정화되고,
너무 많은 개체는 저절로 줄어들고, 적은 개체는 늘어나고,
이 모든 균형들은 특정 '지휘자' 없이는 절대 불가능한 일입니다.

'특정 의식 – 지휘자'의 영향력이 미친다는 것은
'살아 있다'고 봐야 합니다.
나의 '손톱'은 나의 '의식'의 통제를 받기 때문에,
그래서 손톱이 '살아 있다'고 하는 것입니다.
그래서 손톱도 '나의 일부'라고 하는 것입니다.

우리가 딱딱한 손톱을 살아있다고 하듯이
마찬가지로 바위, 나무, 강물 이런 것들 역시 다 살아있단 말입니다.

수많은 명상가들, 깨달은 사람들은
직접, '지구 의식'과 '하나' 되는 느낌을
경험했다고 말하는 경우가 많이 있습니다.
저는 전적으로 그들의 말이 거짓이 아니라고 생각합니다.

이것은 미신이 아니고 과학입니다.
과학이 아직 증명하지 못한, '진짜 과학'입니다.
아직 과학적으로 '증명'하지 못했다고 해서,
그것을 '거짓'이라고 이야기하는 사람들은 '어리석은 사람'들입니다.

'아직까지 과학이 증명하지 못한 진실'은 무궁무진하게 많습니다.
지금 사람들이 '과학', '의학'이라고 이야기하고 있는 지식 중에서도
'틀린 것'은 엄청나게 많습니다.

절대 과학을 '맹신'해서는 안 됩니다.
참고는 하되 '맹신'해서는 안 됩니다.

과학은 절대적인 '진리'가 아니라,
단지 현재 다수의 사람들에 의해 인정되고
받아들여지고 있는 '가설'일 뿐입니다.

과학은 한순간에 뒤집힐 수 있습니다.
수많은 '역사'가 이를 증명했습니다.

지구는 살아있고, 사람은 지구의 일부입니다.
'내'가 '지구'이고, '지구'가 '나'입니다.
'지구와 나'는 둘이 아닙니다[不二].

지구가 오염되면 나도 오염되고
지구가 건강해지면, 나도 건강해집니다.
서로 '연결'되어 있기 때문입니다.

우리 몸속에 있는 '세균'들 또한 '우리'입니다.
우리는 그들의 '영향'을 받고 있습니다.

인간은 '인간'이기 이전에, '지구'입니다.
지구 역시 '의식'이 있고, 성장, 발전하고,
생로병사를 하는 '유기체'입니다.

절대 과학을 '맹신'해서는 안 됩니다.
과학은 단지 '가설'일 뿐입니다.
과학은 한순간에 뒤집힐 수 있습니다.

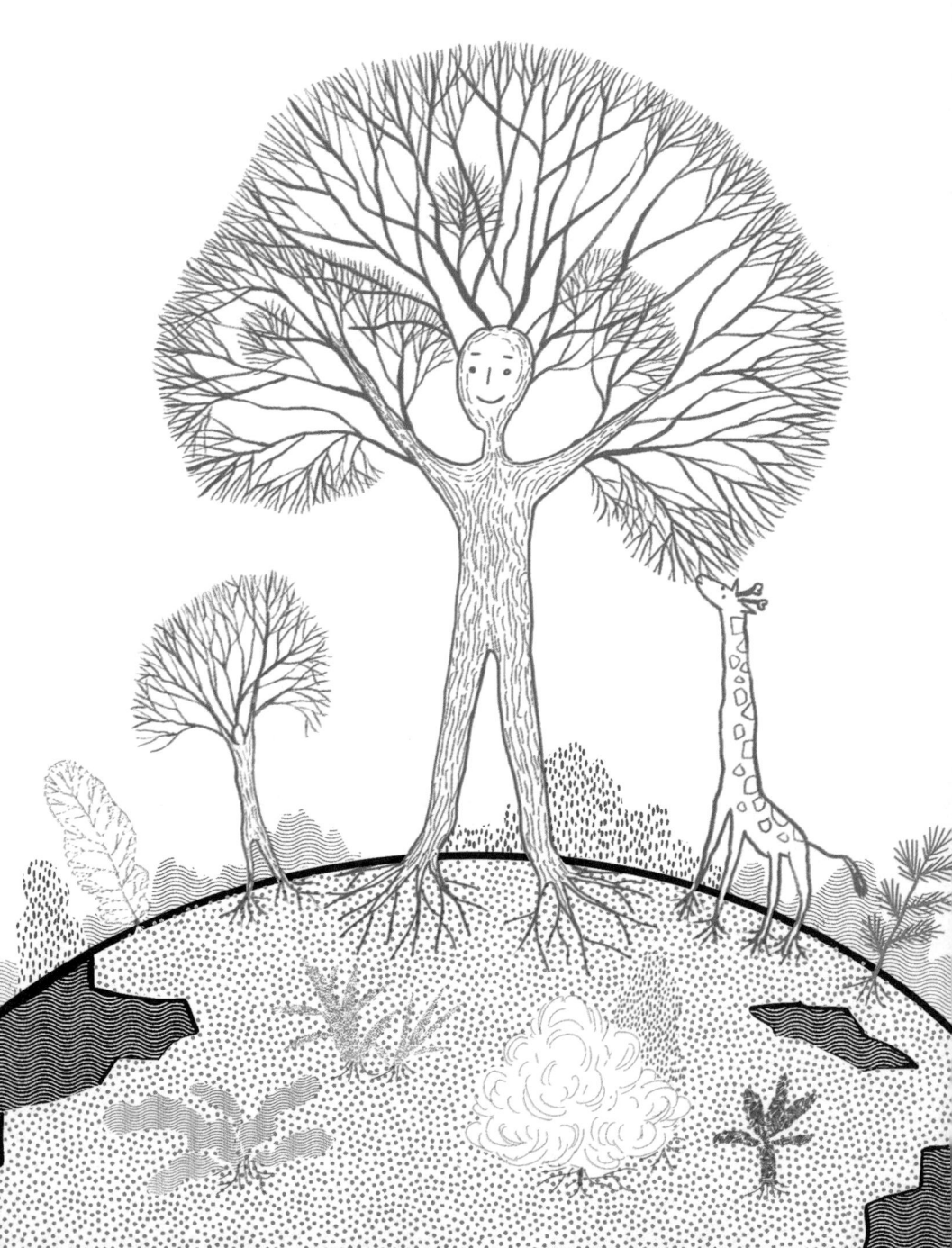

수많은 명상가들, 깨달은 사람들은
직접, '지구 의식'과 '하나' 되는 느낌을
경험했다고 말하는 경우가 많이 있습니다.
저는 전적으로 그들의 말이 거짓이 아니라고 생각합니다.

지구는 '살아있고', 사람은 '지구의 일부분'입니다.
'내'가 '지구'이고, '지구'가 '나'입니다.
'지구와 나'는 둘이 아닙니다(身土不二)
우리가 지구를 소중히 아껴야 하는 이유입니다.

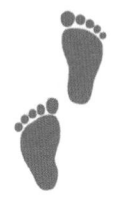

지구와의 연결 - 어싱 Earthing

사람의 손가락을 끈으로 오랜 시간 꽁꽁 묶어두면,
손가락이 괴사됩니다.
'전체'와의 '연결성'이 끊어졌기 때문입니다.
이처럼 '전체'와 '단절'이 되면 건강하지 않은 상태가 됩니다.
'슈먼공명의 차단' 또한
그래서 사람을 건강하지 못한 상태로 만드는 것입니다.

슈먼공명이 '무선 통신'이라면, 어싱은 '유선 통신'입니다.
어싱은 직접 지구와 '접촉'하는 것을 말합니다.
몸의 한 부분을 지구와 직접 맞닿게 함으로써, 우리 몸은
지구 표면에 넘쳐흐르는 '음전자'를 몸속으로 빨아들입니다.
그 음전자가
우리 몸에 염증을 일으키는 '자유라디칼'을 중화시키는 것입니다.

이런 자세한 '기전'은 그다지 중요하지 않습니다.
우리는 '핸드폰의 작동 원리'를 모르지만,
핸드폰을 사용하는데 아무런 불편함이 없습니다.

다만, '단절'이라는 단어를 기억하십시오.
손가락에 묶은 실을 풀 듯,
지구와 내 몸의 '단절'을 해소시키는 것,
'소통을 유지'하는 것. 그것이 핵심입니다.

가족 간에도 소통이 필요하고,
노사 간에도 소통이 필요하며,
정치인과 국민 간에도 소통이 필요합니다.
'지구'와 '내 몸' 사이에도 소통이 절대적으로 필요합니다.

어싱을 하면 우리 몸의 잘못된 '호르몬 불균형'을
지구가 알아서 적절하게 '초기 설정값'으로 '리셋'시켜 줍니다.

밤에 잠을 잘 못 자는 것을 예로 들어보겠습니다.
밤에 잠이 잘 안 오는 것은
'멜라토닌-세로토닌' 호르몬의 주기가 뒤죽박죽되어서 그렇습니다.
그럴 때 어싱을 꾸준하게 하게 되면,
호르몬 주기가 정상적으로 회복되며,
그로 인해, 다시 '낮'에 활동하고,
'밤'에 숙면을 취할 수 있는 '정상 리듬'으로 되돌아가게 됩니다.

어싱의 효과는 여러분들이 상상하시는 그 이상입니다.
화분에 채소를 단독으로 키워보셨습니까?
'화분'에서 키운 채소는, '땅'에서 키운 채소와 다릅니다.
땅바닥에 뿌리를 내리고 자라는 채소가
화분에서 키운 채소보다 훨씬 더 건강하게 잘 자랍니다.
그런데 신기하게도
그 화분에 '구리선'을 연결해서 땅바닥에 어싱(접지)을 해주면,
화분에서 자라던 채소가
놀랍게도 땅바닥에서 자란 채소 못지않게,
튼실하게 자라는 것을 관찰할 수 있습니다.

눈에 보이지는 않지만,
'뭔가를 서로 주고받는다'는 것을 알 수 있으며,
그것이 결코 '사소한 것이 아님'을
알게 해주는 실험이라 할 수 있습니다.

'외딴섬'이라도 '인터넷 선'이 들어가는 섬이랑,
'인터넷 선'이 들어가지 않는 섬은
여러모로 차이가 클 것이라 생각됩니다.

그 '인터넷 선 연결'이 바로 '어싱'과 같습니다.
'전체와의 소통' 바로 그것이지요.

'지휘자'와 '단절'되면
그 악기는 '자기 멋대로' 소리를 내게 되어 있습니다.

내 몸도 '자연'의 일부입니다.
내 몸도 '자연'과 단절되면,
자기 멋대로 고장 나게 되어 있습니다.

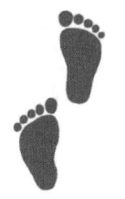

맨발 걷기

맨발 걷기를 설명하려 하다 보니 서론이 길었습니다.
맨발 걷기는 '걷기'와 '어싱'이 하나로 합쳐진 행위입니다.
걷는 것만으로도 엄청 좋은데,
거기에 어싱까지 되니 금상첨화입니다. 무좀에는 직방이지요.

'걷는다'는 것은 내 몸을 '정상화'한다는 뜻입니다.
우리 몸은 가만히 있는 것이 '정상 상태(default)'가 아닙니다.
우리 몸의 모든 기능은 우리가 '걸을 때',
모든 것이 정상화되도록
처음부터 설계된 것이 아닌가 하는 생각을 해보았습니다.

밥을 먹고 '걷게' 되면,
소화가 훨씬 빠르게 된다는 것을 경험해 보셨지요?
30분쯤 걸으면, 트림이 꺼억 하고 올라오지 않습니까?
걷게 되면 우리 몸의 '체온'도 올라가고, 주먹에도 '힘'이 들어가고,
우리 몸의 모든 기능들이
그제야 다들 '활성화'됨을 느낄 수 있습니다.
혈당도 정상화되고, 혈압도 정상화되고, 혈액순환도 정상화됩니다.
그 말은 '해독 기능'도 덩달아서 활성화됨을 뜻합니다.
해독 기능이 활성화되면 '재생 기능' 또한 활성화됩니다.

걷기 ⇨ 혈액순환 원활 ⇨ 몸의 활성화 ⇨
해독 기능의 활성화 ⇨ 몸의 재생.

이 선순환의 흐름은 매우 중요합니다.
해독 기능이 활성화되면 '독소 배출'이 시작됩니다.

맨발 걷기는 '30분 이상' 하는 것이 좋습니다.
하루 '한 시간'에서 '두 시간' 정도 걸으면 더욱 좋습니다.
걷다 보면 '피'가 점점 맑아집니다.
혈액순환이 정말 잘 됩니다.
심장은 심장대로, 콩팥은 콩팥대로, 폐는 폐대로, 피부는 피부대로
각 기관이 '자기 본래의 역할을' 다 하기 시작합니다.

혼자 걷는 것도 좋으며(나와의 소통),
지인분과 담소를 나누며 함께 걷는 것도 좋습니다.
맨발 걷기는 '정신건강'에도 좋으며,
주변 사람들과 '소통의 장'이 되기도 합니다.
술 마시면서 싸우기는 쉬워도,
맨발 걷기 하면서 싸우기란 쉽지 않을 것입니다.
주변 자연환경이나 분위기를 감안했을 때,
그러기가 어렵기 때문입니다.
'주변 환경'과 '감정'은 긴밀하게 연결되어 있기 때문입니다.

건강이 안 좋은 분들은 '적게 드시고', '맨발 걷기' 많이 하십시오.
그러면 '잠'을 푹 주무시게 되어 있습니다.
그러면 웬만한 질병은 정말 정말 다 낫습니다.
깊게 푹 자는 잠은 '보약'이기 때문입니다.

1. 적게 먹고, 2. 많이 걷고, 3. 푹 자고…
이게 정말 다입니다. (모든 질병의 해법)

'맨발 걷기'를 하고 싶은 분들은
맨발 걷기에 관련된 '책'을 몇 권 읽으십시오.
그렇게 하면 '저절로' 맨발 걷기를 실천하게 되어 있습니다.
아니면 이 책이라도 계속 '반복해서' 읽어 보십시오.

뭔가 '실천하고 싶은 것'이 있을 때
그것과 관련된 '책'을 읽으라는 조언은
제가 아무리 강조해도 지나침이 없을 것이라 생각됩니다.

관절이 안 좋으신 분들은 '물속'에서 하는 운동,
수영이나 아쿠아로빅을 하셔도 좋습니다.
하지만 '관절'이 허락하는 한,
천천히라도 좋으니
설렁설렁이라도 '걸으시면' 더 좋습니다.

하루, 이틀 걷는다고 건강이 바로 회복되지는 않습니다.
그래도 꾸준하게 걸어 보십시오.
한 달이고 두 달이고… '임계점'을 돌파하는 순간,
혈액, 혈관, 폐, 심장, 간, 신장, 근육…
차례차례 모든 장기들이 서서히 회복될 것입니다.

아직 걸을 수 있다는 것은 그래도 엄청난 '천운天運'입니다.
걸을 수 있고 없고는 엄청난 '갈림길'입니다.
아직 걸을 수 있는 분들은 무조건 걸으십시오.
'걷는 능력'은, 한번 잃어버리면 되찾기가 정말 힘듭니다.
걸을 수 있는데 걷지 않으면,
점점 더 '걷는 능력'을 잃어버리게 됩니다.
반대로, 걸으면 걸을수록, 점점 더 편하게 걸을 수 있습니다.

건강한 사람들에게 걷는 것은 '가장 낮은 강도의 운동'이지만,
건강하지 않은 사람들에게 걷는 것은 '최고의 목표'입니다.

우리 몸은 '걸어야' 활성화가 됩니다.
그러니 계속 걸으십시오.
'살기 위해서라도' 계속 걸으십시오.
그것도 이왕이면 '맨발로' 걸으십시오.

'맨발 걷기 하루 2시간'을 6개월 동안 꾸준히 하고 난 뒤에
난치병이 나았다고 하는 분들을
우리는 어렵지 않게 볼 수 있습니다.
여러분의 질병도 분명히 나을 수 있습니다.

건강이 안 좋은 분들은 '적게 드시고', '맨발 걷기' 많이 하십시오.
그러면 웬만한 질병은 정말 정말 다 낫습니다.

'걷는 능력'은, 한번 잃어버리면 되찾기가 정말 힘듭니다.
걸을 수 있는데 걷지 않으면,
점점 더 '걷는 능력'을 잃어버리게 됩니다.

건강한 사람들에게 걷는 것은 '가장 낮은 강도의 운동'이지만,
건강하지 않은 사람들에게 걷는 것은 '최고의 목표'입니다.

모든 질병에는 원인이 있습니다

(몸에 관한 인과의 법칙)

CHAPTER 5. 마음공부 II

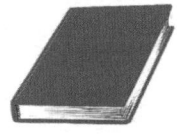
건강한 사람은 갑자기 죽지 않습니다

사람들은 보통 이렇게 생각합니다.

누구든지 '운이 나쁘면', 갑작스럽게 '심장마비'가 올 수 있다.
누구든지 '운이 나쁘면', '암'에 걸릴 수 있다.

하지만, 그렇지 않습니다.
심장마비의 '원인' - '혈액과 혈관에 나쁜 식습관'과
'운동 안 하는 게으름'이 장기간 지속되어야
그것이 쌓이고 쌓여야,
'어느 날' 심장마비가 올 수 있는 것입니다.

암도 마찬가지로, 암의 '원인'을 짓고,
암을 발생시키는 '마음가짐',
암을 발생시키는 '생활 습관'들을 '장시간' 가져야,
암이 생길 수 있는 것입니다.

건강한 사람, 평소 운동을 열심히 해서 심혈관이 깨끗한 사람.
그런 사람들은 심장마비, 관상동맥 질환, 뇌졸중과 같은
'심혈관질환'에 걸리지 않습니다.
이런 질환은 어느 날 '갑자기' 오는 것이 아닙니다.
물이 한 방울, 한 방울 채워지고 모여야,
어느 날 그것이 넘쳐흐를 수 있는 것처럼요.

잘 생각해 보십시오.
삼성 회장이 어느 날 갑자기
하루아침에 '거지'가 될 수 있습니까?
거지가 하루아침에 부자 되기도 어렵지만,
부자가 하루아침에 거지 되기도 어렵습니다.

건강도 마찬가지입니다.
평소 '운동하던 습관', '먹던 습관'이 있기 때문에,
건강을 회복하는 데도 오랜 시간이 걸리지만,
건강한 사람이 하루아침에 건강을 잃는 것 또한
거의 '불가능'에 가깝습니다.

건강에 대한 '진정한 보험'은
'먹는 것'을 줄이고,
'걷는 것'을 늘리는 것입니다.

질병은 '우연히', '운이 나빠서' 걸리는 것이 아닙니다.

그리고 '보험'을 든다고, '질병'에 안 걸리는 것 또한 아닙니다.
보험은 질병에 걸렸을 때, '경제적 부담'만 줄여주는 것이지,
보험 그 자체가 '질병에 걸리는 위험'을 줄여주지는 못합니다.
어떤 것이 '진정한 보험'인지 스스로 잘 생각해 보시기 바랍니다.

'진정한 보험'은,
'질병에 걸리지 않는 방법을 배우고',
'질병에 걸리지 않는 방법을 실천'하는 것입니다.

암은 '운이 나쁜 사람'이 걸리는 병이 아닙니다.
암은 암에 걸리는 식습관(과식, 다식),
암에 걸리는 마음 습관(미움, 원망),
암에 걸리는 생활 습관(미루는 습관)을
장시간 가져야 걸릴 수 있는 병입니다.
'암에 걸리는 습관'을 가지지 않은 사람은,
암에 걸릴 수가 없습니다.

스트레스를 잘 관리하고, 간헐적 단식을 하고,
매일 걷기 혹은 달리기를 하는 사람은
어느 날 갑자기 '심장'을 잡고 쓰러질 수가 없습니다.

'건강한 사람'은 절대 갑작스러운 질환으로 죽지 않습니다.

질병은 '우연히', '운이 나빠서' 걸리는 것이 아닙니다.
다 거기에 걸맞은 원인을
오랜 기간 제공했기 때문에 발생하는 것입니다.

'진정한 보험'은,
'질병에 걸리지 않는 방법을 배우고',
'질병에 걸리지 않는 방법을 실천'하는 것입니다.

'건강한 사람'은 절대 갑작스러운 질환으로 죽지 않습니다.

한 가지를 바꾼다고 건강이 회복되지 않습니다

지금까지, 건강해지기 위한 여러 방법들에 대해서 말씀드렸습니다.
그런데 그중에 어느 '한 가지'를 실천해 보고,
건강이 180도 좋아지기를 기대하시면 안 됩니다.
'원인'이라는 것은 본래,
한두 가지가 아니기 때문(연기법 - 거미줄)입니다.

스트레스도 없애야 하고,
간헐적 단식도 해야 하고,
생채식도 해야 하고,
소금물 반신욕도 해야 하고,
관장도 해야 하고,
잠도 충분히 자야 하고,
맨발 걷기도 해야 합니다.

사람들의 질병은 보통
'복합적인 원인'에서 비롯되는 경우가 많습니다.
사람은 기계가 아닙니다.
사람의 몸은, 나사 '하나'가 빠졌다고 '전체' 기계가 올스톱되는,
그런 '단순한' 기계가 아닙니다.

사람의 몸에 하나의 문제가 발생하면,
우리 몸은 수많은 '우회 방법'을 만들어서
'스스로' 그 문제를 해결하게 되어 있습니다.
그럼에도 불구하고 지금 문제가 생겼다는 것은,
이것도, 저것도 '다 같이 고장 났다'는 말입니다.
'자체 정비 시스템' 역시 '같이 고장 났다'는 것을 뜻합니다.

우리 몸의 해독기관인 '간(liver)'이 '해독'을 해주어야 하는데,
그 '간' 역시도 고장 났다는 말입니다.
우리 몸의 순환시스템인 '혈액'이 돌면서
각 장기(organ)간의 '소통', '순환'을 시켜주어야 하는데,
그 '순환시스템' 역시도 같이 고장 났다는 말입니다.

국민들을 감시해야 하는 '경찰'도 썩었고,
나쁜 사람을 벌해야 하는 '사법기관'도 썩었고,
올바른 소리를 해야 하는 '언론'도 역시 썩었고,
나라를 잘 다스려야 하는 '정치인'도 썩었고,

국민들을 치료해야 하는 '의사'도 썩었고,
자신들의 권리를 스스로 되찾아야 하는 '국민'들은 무지하고,
'총체적인 문제'라는 것입니다.

문제가 이러하니 어느 특정 약을 '하나' 먹는다고 해서,
건강 요법 '하나'를 실천한다고 해서,
그 질병이 해결될 리가 없다는 것입니다.

개혁을 하려면, 사회 각계각층에서 '개혁'의 물결이
'동시다발적'으로 일어나야 합니다.

그러기 위해서는 우리 몸의 사법기관인
해독기관의 건강을 가장 먼저 회복시켜야 합니다.
간, 신장, 대장, 폐, 피부 이런 해독기관들을
제일 먼저 살려내야 합니다.
그래야 그것이 시발점이 되어서 '선순환'을 이루게 됩니다.

제가 권해드린 '간헐적 단식'은 '간'을 회복시킵니다.
충분한 '소금 섭취'는 '신장'을 회복시킵니다.
'관장'은 '대장'을 회복시킵니다.
'맨발 걷기'는 '심장'과 '폐'를 회복시킵니다.
'소금물 반신욕'은 '피부'를 회복시킵니다.

제가 주장하는 건강법의 원리가 바로 이것입니다.
'해독기관을 바로 세움'으로써
우리 몸의 '자체 정비시스템'을 되살리자는 것입니다.
우리 몸의 '자연치유' 능력이 살아나면,
그 어떤 질병도 우리 몸이 '스스로' 낫게 할 수 있습니다.

우리는 '여러 가지 방법'을 총동원하여 우리 몸의
사법기관 - 해독기관부터 바로 세워야 합니다.

그러니 '한 가지' 방법만을 고집하지 마십시오.
동시다발적으로 '생활 습관 전반의 변화'가 이루어져야 합니다.

먹는 것, 자는 것, 운동하는 것, 생각하는 것 '모두를' 바꾸십시오.

다시 요약해 드립니다.
적게 먹고, 생야채를 많이 먹고,
스트레스를 줄이고, 맨발 걷기 하고,
잠을 충분히 자게 되면
모든 질병은 저절로 낫습니다.

대신 그 습관을 일정 기간 '계속' 유지하셔야 합니다.
현실은 그렇게 빨리 바뀌지 않습니다.

건강이 나빠지는 데에도 시간이 오래 걸리지만,
건강을 회복하는 데에도 역시 시간이 오래 걸립니다.
단번에 낫고자 하는 조급한 마음을 버려야 합니다.

모든 습관을 고쳐서, 좋은 생활 습관을 만들고
그 좋은 생활 습관을 꾸준히 유지하는 것.
그것만이 유일한 해답입니다.

너무 당연하고, 너무 뻔한 답이라고요?
너무 당연하고, 너무 뻔하기 때문에
그것이 '진정한 해답'이라는 것입니다.

다른 답은 없습니다.
돈만 조금 들여서,
안 아프고, 재발 없이,
단번에 싹 치료해 주는
그런 비법을 찾고 계십니까?
그런 비법은 세상에 없습니다.
100억을 빌렸으면 100억을 갚아야 합니다.
세상에 공짜는 없는 법입니다.

맨발 걷기를 매일 1시간씩 하고, 잠도 2시간씩 더 자고,
그러면서 언제 일하고, 언제 돈 버냐고요?

나에게 '돈'이 더 중요한지.
'건강'이 더 중요한지.
잘 생각해 보십시오. 이것은 선택의 문제입니다.

질병을 고치려면 이 방법밖에 없습니다.
'하나의 습관'이 아닌, '모든 습관'을 싹 다 바꾸십시오.
그리고 그 좋은 습관을 오랜 기간 그대로 유지하십시오.

그러다, 업식이 해소되게 되면,
때가 되게 되면(빚을 다 갚게 되면)
그때 질병은 낫게 될 것입니다.

'낫지 않는 질병'은 없습니다.
'고치지 못하는 악습관'만 있을 뿐입니다.

건강 도서를 많이 읽으시고,
하나씩 하나씩 내가 가진 '악습관'을 제거해 나가십시오.
그것만이 유일한 해결책입니다.

'뭐 먹고 나았다', '뭐 하고 나았다'
남들이 하는 그런 말에 현혹되지 마십시오.

건강이라는 것은
그렇게 뭐 '하나'를 바꾼다고 얻어지는 것이 아닙니다.

부자가 되려면
책도 읽어야 하고, 노력도 해야 하고, 능력도 키워야 하고,
인간관계도 잘할 줄 알아야 하고, 남들에게 인정도 받아야 하고,
거래처도 많아져야 하고, 거래처에 믿음을 줄 수도 있어야 하고,
운도 따라야 하고, 재테크도 잘돼야 하고, 겸손할 수도 있어야 하고,
도와주는 사람들도 많아야 하고, 리더십도 있어야 하고…
이 모든 것들이 '동시에' 다 따라줘야 부자가 될 수 있는 것입니다.

건강도 마찬가지입니다.
생각하는 것, 먹는 것, 자는 것, 운동하는 것
모두를 바꾸어야 합니다.

건강에 도움이 되는 1% 작은 요인들을 전부 끌어모으십시오.
1%, 1%, 1% 작은 습관들이 모여서 건강이 됩니다.

한 가지를 바꾼다고 건강은 회복되지 않습니다
그렇게 해서 나을 병 같았으면 진즉에 나았을 것입니다.

우리는 '여러 가지 방법'을 총동원하여 우리 몸의
사법기관 – 해독기관을 바로 세워야 합니다.
먹는 것, 자는 것, 운동하는 것, 생각하는 것 '모두를' 바꾸십시오.
질병을 고치려면 이 방법밖에 없습니다.
'하나의 습관'이 아닌, '모든 습관'을 싹 다 바꾸십시오.

한 가지를 바꾼다고 건강은 회복되지 않습니다

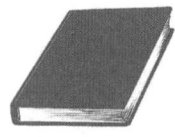
건강하려면 건강 서적을 읽으면 됩니다

저희 치과에서는 전 직원분들이 모두
'한 달에 한 권'. '새 책'을 읽습니다.
그리고 '한 달에 두 권'. 전에 읽었던 책들을 '재독'을 합니다.
그것을 '매달' 반복합니다.
강요는 아니지만, 그렇게 되도록 제가 '시스템'을 만들어 놓았습니다.

그러니까 모든 직원분들이 한 달에 3권씩 책을 읽는 셈이지요.
별것 아닌 것처럼 보여도,
이 과정이 1년, 2년간 꾸준히 이어지다 보니
생각보다 많은 양이 쌓였습니다.
책이 쌓여감에 따라 직원분들의 '자세'가 달라지는 것을
저는 느꼈습니다.

처음 시작은 '직원분들을' 위해서 시작한 행동이었지만
지금은 '저도' 그 덕을 톡톡히 보고 있습니다.
시간이 지날수록, 전 직원분들이 바로 서기 시작했고
저와의 '관계성'도 훨씬 좋아졌습니다.
환자분들에 대한 친절도도 향상되었으며,
직원분들의 근무 만족도 역시 향상되었습니다.

책은 주로 제가 선정합니다.
모두 관심을 가질 법한
건강, 자기 계발, 독서, 돈에 관한 책으로 선정합니다.
제가 읽었던 책 중에서, 쉬우면서도 유익한 책들로 선정을 하지요.

언젠가 연속해서 3달을
건강에 관한 책으로 선정한 적이 있었습니다.
건강은 모든 사람들의 공통된 관심사니까요.
다이어트 불변의 법칙, 어느 채식 의사의 고백, 의사의 반란
이렇게 3권이었습니다.

월말에 다 같이 독서 소감을 나누는 시간을 잠시 가졌었습니다.
그때 직원 중 한 분이 그러시더군요.

"원장님. 먹는 것에 관한 책을 읽다 보니,
 먹는 것 앞에서 스트레스받아요"

그때 저는 무릎을 탁 쳤습니다.
바로 그겁니다.
그것이 바로 '브레이크'입니다.
책을 읽지 않았을 때는 무심코 먹었었는데,
이제는 그 앞에서 '망설이게' 되었다는 것입니다.
'브레이크'가 제대로 작동되고 있다는 뜻입니다.

이것이 바로 책이 나의 '운명'에 영향을 주고 있다는
'결정적인 증거'입니다.

또 한 분이 이야기했습니다.
"억지로 안 먹다 보니, 한 번씩 폭식하게 되는 것 같아요"

바로 그겁니다. 이제 이분은
'어떻게 하면 폭식을 하지 않는가?'
'보식의 중요성'에 관한 책을 읽어야 하는 순간이 온 것입니다.

그렇게 한 계단 한 계단 올라가는 것입니다.

저도 '월요일 단식(생식)'을 저의 '루틴'으로 장착하기까지
수없이 많은 '단식과 폭식'을 반복했었습니다.
수많은 시행착오를 겪었습니다.
그러면서 '저 자신'을 알게 되었습니다.

아~ 나는 이렇게 하니까 단식이 무너지는구나.
아~ 빵 한 조각이 이렇게 나의 의지를 뭉개버릴 수도 있구나.
아~ 스트레스를 받으니까 단식이 힘들구나.
아~ 전날 잠을 충분히 안 잤더니 단식이 안 되는구나.
와~ 안 먹으니까 힘이 이렇게 나는구나.
오~ 단식 '책'을 읽었더니 단식이 저절로 되네. 등등.

그럴 때마다 새로 연구하고, 새로 도전하고,
또 연구하고. 또 실험하고.
새로 깨달은 바를 글로 기록하고.
그렇게 한 계단 한 계단 올라갔던 것 같습니다.

그래서 직원분들의 질문을 받으며 저는 흐뭇했습니다.
그분들의 '성장'을 보면서 흐뭇했습니다.

'값진 것'을 선물할 수 있는 기회를 주신
모든 직원분들께 감사했습니다.

'건강'에 관한 책을 읽게 되면, 저절로 건강해집니다.
'간헐적 단식'에 관한 책을 읽게 되면,
저절로 간헐적 단식을 해보게 되어 있습니다.
'맨발 걷기'에 관한 책을 읽게 되면,
저절로 맨발 걷기를 해보게 되어 있습니다.

'생채식'에 관한 책을 읽게 되면
생채식을 '왜' 해야 하는지 알게 되고
나에게 맞는 생채식 방법을 '스스로' 찾아보게 되어 있습니다.

독자 여러분.
건강해지려면, '건강 서적'을 계속 읽으면 됩니다.
그러면 '저절로' 건강해집니다.

책이라는 매체에는 사람의 '행동'을 바꾸는 힘이 있습니다.
책을 읽음으로써 쉽게 쉽게 '실천'하십시오.
책을 '읽으면' 저절로 실천하게 되어 있습니다.
책이 무서운 이유입니다.

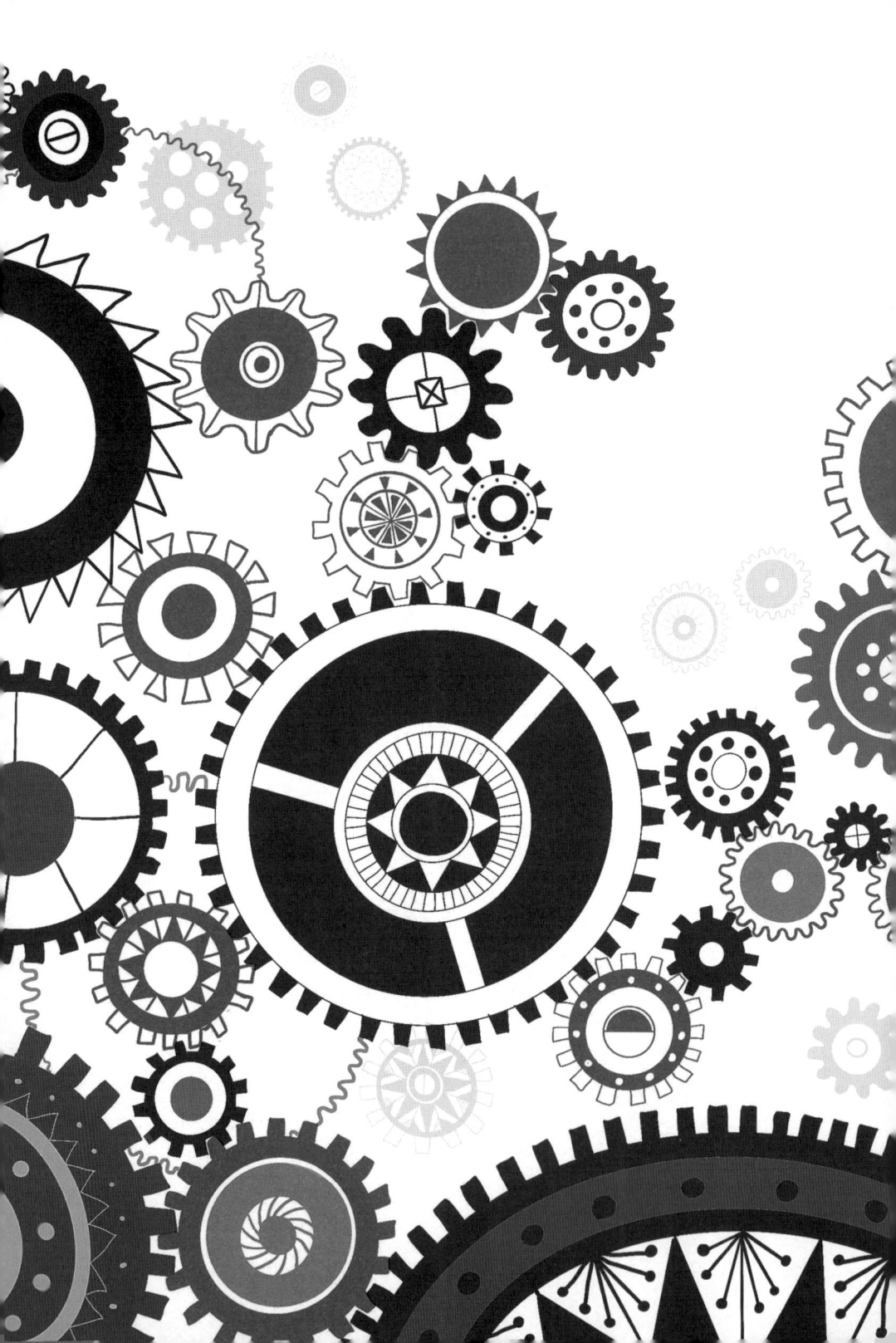

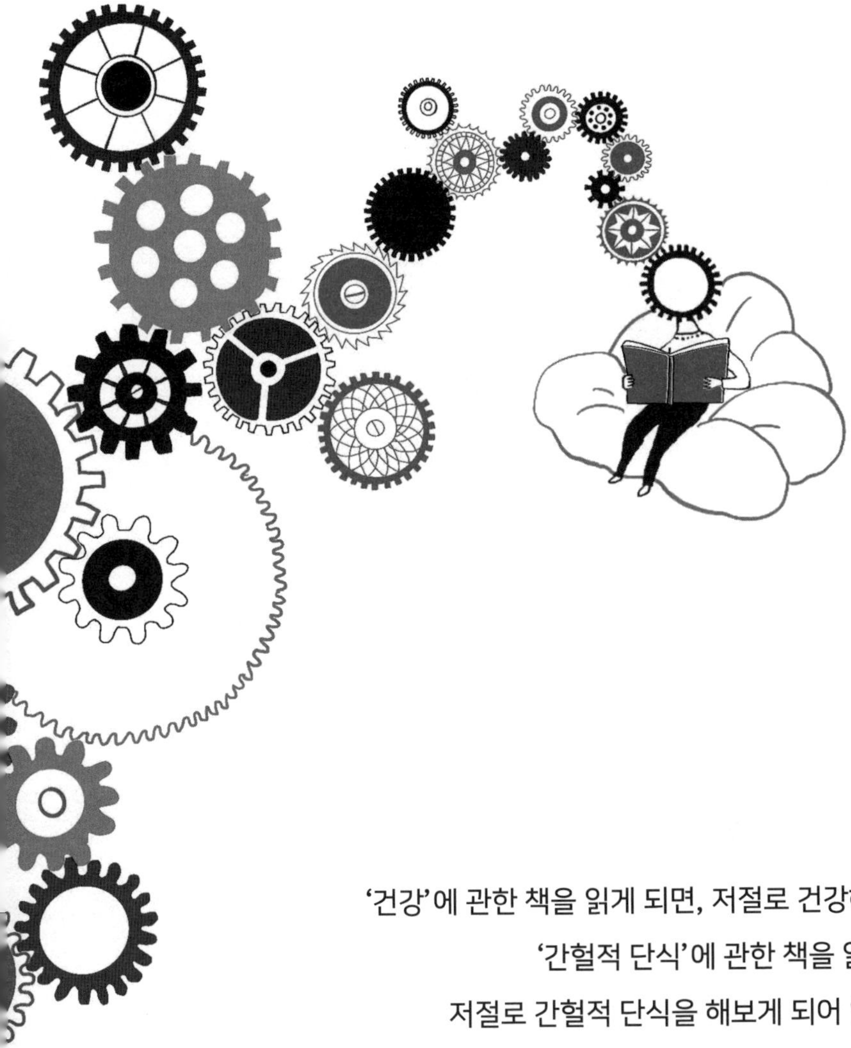

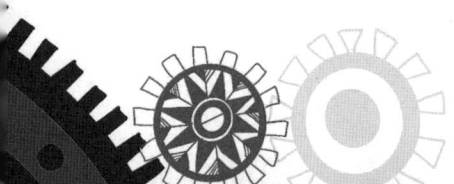

'건강'에 관한 책을 읽게 되면, 저절로 건강해집니다.
'간헐적 단식'에 관한 책을 읽게 되면,
저절로 간헐적 단식을 해보게 되어 있습니다.

'책'이라는 매체에는 사람의 '행동'을 바꾸는 '힘'이 있습니다.
'책'을 읽음으로써 쉽게 쉽게 '실천'하십시오.
책을 '읽으면' 저절로 실천하게 되어 있습니다.
책이 무서운 이유입니다.

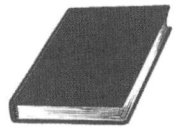

책이 눈에 들어오지 않는 이유

책이 눈에 들어오지 않는 이유는 '목표'가 없기 때문입니다.

행복하려면 '목표'가 있어야 합니다.
'원하는 것'이 있어야 합니다.
그래야 행복해집니다.

원하는 것이 없게 되면,
하나님께서 우리를 행복하게 해주고 싶으셔도
행복하게 해주실 수가 없습니다.

왜냐?
원하는 것이 있어야 그분께서 그것을
들어주시든지 마시든지 하실 것 아니겠습니까?

배우자로서 제일 함께 살기 힘든 사람은 바로.
'본인이 무엇을 원하는지' 모르는 사람입니다.
그런 사람과는 함께 살기가 힘듭니다.

좋아하는 것, 원하는 것.
그것이 있어야
상대가 그것을 '해줄 수가' 있을 것 아니겠습니까?

돈이 좋다 하면, 돈을 벌어다 주고
대화를 원하면, 대화를 해주고
여행을 좋아하면, 여행을 함께 하고
외식을 좋아하면, 외식을 함께 하고 할 텐데요.

그런데 제일 막막한 것은
본인이 뭐를 좋아하는지, 본인 스스로가 모르는 것.
상대가 알아서 '자기가 좋아하는 것'을 점쟁이처럼 딱 맞춰서
그걸 해주길 바라는 사람.
그렇게 살아가면 안 됩니다.

본인이 '본인을' 다른 누구보다도 더 잘 알아야 합니다.
본인보다 배우자가, 나에 대해 더 잘 알아주길 바라는 사람은
'이기적인' 사람입니다. 주인이길 포기한 사람입니다.

저는 '하나님과 저'의 관계도 이와 같다고 생각합니다.
당당하게 '요구'하십시오.

하나님. 저는 ○○을 원합니다. 이거 주십시오.
그러면 저는 만족하겠습니다. 그러면 행복하겠습니다.

이렇게 딱 '요청'을 드리는 것입니다.
하나님은 우리가 무언가를 '먼저 요청하길' 원하십니다.
왜냐하면, 그분은 원하시는 것이 따로 없으시기 때문입니다.
우리가 그분께 무엇을 먼저 요구하는 것은
절대 무례한 행동이 아닙니다.
다만, 노력 없이 공짜로 얻으려 한다면,
그것은 문제일 수 있겠지요.

이렇게 무엇을 원하는 '기도'를 간절히 하다 보면, 어느 순간,
'어떻게' 해야 그것을 얻을 수 있는지 '방법'을 스스로 알게 됩니다.
그게 바로 하나님께서 우리에게 '응답'을 주시는 방식입니다.
그러면 우리는 이제 그 방법을 '실천'하기만 하면 됩니다.

방법을 알려주셨다고, 그것을 '반드시' 실천해야 하는 것은 아닙니다.
실천하기가 너무 힘들 것 같으면 포기해도 됩니다.
다만, 포기하려 한다면 꼭 '현재에 감사하는 마음'을
가져야 한다고 저는 생각합니다.
왜냐하면 '포기한다'는 것은
현재도 그럭저럭 '나쁘지 않다'는 뜻이기 때문입니다.

'변화하라!' 그러면 그럭저럭 괜찮다 하고.
'감사하라!' 그러면 불만이라 하고.
'변화'도 하지 않고, '감사'하는 마음도 가지지 않고.
그러면 안 됩니다.
그런 사람은 '이중잣대', '아전인수', '내로남불' 하는 사람입니다.
이런 사람은 성장하지도 못하고, 행복을 느끼지도 못합니다.
세상에서 가장 불쌍한 사람입니다.

원리가 이러하기 때문에 우리는 반드시 '목표'를 가져야 합니다.
그리고 당당하게 그것을 '요구'하는 겁니다.
그렇게 하면, 어느 날
그 목표를 이루는 방법을 알고 있는 '사람'을 만나게 됩니다.
혹은 그 방법이 적힌 '책'이 우리들 앞에 짠~하고 나타나게 됩니다.
우주는 그렇게 움직입니다.
하나님은 그렇게 우리와 '대화'를 하십니다.
그런 방식으로 우리를 도와주십니다.

간절하다면 도와주시지 않을 리 없습니다.

당장 오늘부터 도전해 보십시오.
내가 원하는 것이 무엇인지 '목표설정'을 잘 해보십시오.
목표가 정해져야 그때부터 책이 읽어집니다.

지금 책이 안 읽히는 분들은
지금 행복을 느끼지 못하시는 분들은
'삶의 목표'가 없는 것입니다.

'변화하라!' 그러면 그럭저럭 괜찮다 하고.
'감사하라!' 그러면 불만이라 하고.
'변화'도 하지 않고, '감사'하는 마음도 가지지 않고.
그러면 안 됩니다.

그 사람은 '이중잣대', '아전인수', '내로남불' 하는 사람입니다.
이런 사람은 성장하지도 못하고, 행복을 느끼지도 못합니다.
세상에서 가장 불쌍한 사람입니다.

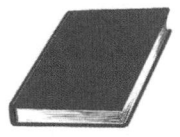

좋은 책 한 권 안에는 세상의 모든 지혜가
그 책 한 권 안에 다 들어있습니다

좋은 책 한 권 안에는 세상의 모든 지혜가
그 책 한 권 안에 다 들어있습니다.
대표적인 책이 바로, '경전', '고전'입니다.
'금강경'과 '성경' 같은 경전이 그러하고,
'논어', '명심보감' 같은 고전이 그러하다고 저는 생각합니다.

자신과 인연되는 경전을 한 권 만난다는 것은,
자신의 '평생 배필'을 만나는 것만큼이나 '소중한 인연'입니다.
그런 책들은 정말 한 문장 한 문장, 한 단어 한 단어,
한 글자 한 글자가 정말 다 소중합니다.

이런 책들은, 읽었다고 해서
한 번에 그 뜻이, 다 들어 오지 않습니다.
살아가다가 문득, 걸어가다가 문득.

"아. 그렇구나. 그 말이 그 뜻이었구나"
하는 맛이 있습니다.

개인적으로 지금껏 저와 인연된 경전 책은
'금강경'과 '보리도차제론' 두 권입니다.
각각 한국불교와 티베트불교를 대표하는 경전이지요.

제가 쓴 이 책의 내용도 사실.
금강경과 보리도차제론을 저 나름대로 해석하고
저의 경험을 포함시켜서 좀 더 쉽게 풀어서 쓴 내용입니다.
그 경전의 내용을 제가 직접적으로 인용하진 않았더라도.
제가 하는 모든 말에는
위 두 경전 책의 내용이 포함될 수밖에 없습니다.
제 사고 철학(패러다임)의 근간이 된 책이
위의 두 권이기 때문입니다.

향을 감싸던 종이에서 향냄새가 나는 것은
당연하기 때문입니다.

저는 비록, 불교를 통해서 마음공부를 했지만,
저는 불교도는 아닙니다.
저는 예수님을 진정으로 믿고 사랑하지만,
저는 기독교인은 아닙니다.

저는 이것이 석가모니 부처님과 예수님을
배신하는 행동이라 생각하지 않습니다.

이것이야말로 그분들을 진정으로 따르는 것이고
이것이야말로 그분들께서 진정으로 원하시는 것이라 생각합니다.

부모님들이 진정으로 원하는 것은
자식들의 '자립'이듯이.
부처님과 예수님 또한
종교인들의 '자유'를 원하고 계시리라 생각합니다.

그 자유 속에서 (누가 시키지도 않았는데도)
부처님과 예수님을 스스로 믿고 사랑하고 존경하는 것.
그것이 진정한 신앙이라 생각합니다.

그래서 저는 불교도이기도 하고, 기독교인이기도 하고
그래서 불교도가 아니기도 하고, 기독교인이 아니기도 합니다.

저는 모든 종교는 하나로 통通한다고 생각합니다.
하나로 통하지 않는 종교가 있다면.
타 종교를 비방하는 종교가 있다면.
그 종교가 바로 사이비라고 저는 생각합니다.

'앨리게이터alligator'와 '크로커다일crocodile'은
모두 '악어'입니다.
하지만 미국 사람들은 이 둘을 민물 악어와 바다악어로 구별합니다.
한국 사람들에게는 그냥 둘 다 '악어'일 뿐인데 말이지요.

이것과 마찬가지입니다.
보통 사람들은 불교와 기독교, 천주교, 원불교를 구분하지만,
제 눈에는 이 모두가 하나로 보입니다.
'진리를 추구하는 사람들의 모임' 이렇게 하나로 보인다 이 말입니다.
이 모든 가르침은 하나입니다.
진리는 하나입니다.

손흥민 선수처럼 뛰어난 축구선수는 알고 있을 것입니다.
오직 '축구만이' 가장 좋은 운동은 아니라는 사실을.

저는 불교도이기도 하고, 기독교인이기도 하고
불교도가 아니기도 하고, 기독교인이 아니기도 합니다.

보통 사람들은 불교와 기독교, 천주교, 원불교를 구분하지만,
제 눈에는 이 모두가 하나로 보입니다.
'진리를 추구하는 사람들의 모임'
이렇게 하나로 보인다 이 말입니다.
이 모든 가르침은 하나입니다.

진리는 하나입니다.

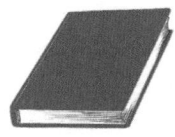

질문 그 자체에 정답이 있는 것이 아닙니다

질문 그 자체에 정답이 있는 것이 아닙니다.
누가 질문하느냐? 언제 질문하느냐?
어디서 질문하느냐? 왜 질문하느냐?
정답은 거기에 있습니다.
'질문 자체'에 답이 있는 것이 결코 아닙니다.

어떤 사람이 볼펜을 가리키며
'이것은 무엇입니까?'라고 물었습니다.
그 볼펜이 무엇인지 알기 위해서
플라스틱의 화학구조식을 연구하고
스프링의 재료를 분석하고
볼펜의 모양과 색을 아무리 연구해 봐도
볼펜만 보아서는
그것이 무엇인지 알 수가 없습니다.

그 볼펜이 무엇인지 알려면
그 질문을 한 사람을 연구해야
정확한 답을 해줄 수가 있습니다.
볼펜만 연구해서는 답을 해줄 수가 없습니다.

아이에게는 그저 '장난감'일 뿐일 것이고
학생에게는 '필기도구'일 것이고
흥분한 사람에게는 '흉기'일 것이고
귀가 가려운 사람에게는 '귀이개'가 될 것이고
선생님에게는 '지휘봉'이 될 것입니다.

이렇듯 똑같은 볼펜을 두고 '이것은 무엇입니까?'라는
질문을 했지만, 답변이 다 다릅니다.

하나의 볼펜이
장난감도, 필기도구도, 흉기도, 귀이개도, 지휘봉도 될 수 있습니다.
'누가' 질문하느냐에 따라 답은 너무나도 달라집니다.

제가 지금 너무 '당연한' 소리를 하고 있어서,
제가 왜 이 당연한 소리를 하고 있는지 의아하시죠?

이 당연한 소리가 얼마나 '소중한 가르침'인지
언젠가 아시게 되면 모두 깜짝 놀라실 것입니다.
'모든 질문'에 이 내용을 적용해 보면 알 수 있습니다.
예를 들어보겠습니다.

초등학생 선행학습을 시키는 것이 좋은가? 안 시키는 것이 좋은가?
단백질 섭취를 많이 해야 하나? 굳이 찾아 먹지 않아도 되는가?
아침 식사를 하는 것이 좋은가? 공복을 유지하는 것이 좋은가?
채식이 좋은가? 아니면 고기를 함께 먹어주는 것이 좋은가?
의대에 갈 수 있으면 가는 것이 좋은가?
지금이라도 개인 사업에 도전을 하는 것이 좋은 것인가?
배우자를 내가 고쳐야 하나? 내가 배우자에게 맞춰서 살아야 하나?
경제권은 남자가 쥐고 있어야 하나? 여자에게 맡겨야 하나?
많은 사람들은 그 '질문'에 포커스를 둡니다.

아침 식사를 하는 것이 좋은지, 안 하는 것이 좋은지.
누군가 딱 정해서 '정답'을 알려주길 바랍니다.
그러면 생각할 것 없이 그대로 따라 하기만 하면 되기 때문입니다.
하지만 그렇게 '질문에' 포커스를 두면 안 됩니다.
질문에는 아무리 찾아봐도 답이 없습니다.
질문에 답이 있다고 생각하는 사람들은 다
'생각이 굳어있는 사람들'입니다.
'세뇌된' 사람들입니다.
세상에서 '맞다'라고 하는 것들이 다 '맞다'라고
생각하는 사람들입니다.
하지만 진리는 그렇지 않습니다.

진리는 그 질문에 있지 않습니다.
"질문하는 자가 누구인가?" 그것에 포커스를 두어야 합니다.

만약 먹을 것이 별로 없는 시대이고,
이동 수단이 변변찮아서 '걸어서' 이동해야 하는 시대라고 하면,
아침에 아침 식사를 '든든하게' 먹어두는 것이 여러모로 유리합니다.
갑자기 먼 길을 가야 하는 상황이 생길지도 모르기 때문입니다.
하지만 요즘처럼 먹을 것이 넘쳐나고, 밤늦게까지 야식을 즐기며,
소화기관을 혹사시켜 온 일반 직장인이라면,
아침 시간만이라도 소화기관에 '휴식 시간'을 주어서
독소를 배출할 수 있게 해주는 것이 더 좋은 선택일 것입니다.

조선시대에는 단백질이 귀하니까,
어떻게든 고기를 '찾아서 먹어야' 하는 것이고,
요즘은 고기가 넘쳐나기 때문에,
오히려 '단백질 섭취를 줄이는 것'이 더 현명한 선택이 될 것입니다.

모든 질문은 '누가 질문하는가?'에 포커스를 두어야 합니다.
거기에 따라 답은 180도로 바뀔 수 있습니다.
그래서 모든 질문은 '나'를 잘 알아야 답을 찾을 수 있는 것입니다.
내가 누구인지. 내가 어떤 상황에 처해 있는지.
나의 능력은 어디까지인지. 내가 원하는 것은 무엇인지.
나의 성격은? 적성은? 취미는 무엇인지?
그런 것들을 잘 알아야,
어떤 문제의 '가치 판단'을 내릴 수 있는 것입니다.

내가 나를 잘 알게 되면

지금 저 사람이랑 결혼하는 게 좋은지 나쁜지.
지금 개인 사업을 시작하는 게 좋은지 나쁜지.
지금 이사를 하는 게 좋은지 나쁜지.
지금 이혼을 하는 게 좋은지 나쁜지.
의대를 가는 게 좋은지 나쁜지.
선행학습을 하는 게 좋은지 나쁜지.

그 어떤 질문도, 그 어떤 선택도
'빠르고', '현명하게' 내릴 수 있게 되는 것입니다.
그래서 내가 '나'에 대해 아는 것이 너무나도 중요합니다.
그래서 모든 철학의 끝이 '나는 누구인가?'로 끝나는 것 같습니다.
내가 나를 모르면 그 어떤 질문에도 답을 할 수가 없습니다.

의사가 더 좋은 직업인가? 축구선수가
더 좋은 직업인가?

사람들의 일반적인 대답이 뭐가 그리 중요합니까?
내가 축구가 더 좋다면 그걸로 끝 아닙니까?
그만큼 질문에 있어 '내가 누구인가?' 하는 문제가 중요하다는 겁니다.

나를 직장인으로 볼지
나를 애 엄마로 볼지
나를 몸으로 볼지
나를 창조력을 지닌 불멸의 존재로 볼지.

내가 '나를 누구로 보느냐?'에 따라
세상을 바라보는 패러다임이 완전히 달라집니다.

패러다임이 달라지면 '가치 판단 기준'이 달라집니다.
'가치 판단 기준'이 달라지면, '선택'들이 하나둘씩 바뀌게 됩니다.

그 선택들이 모이고, 모여서 '인생'이 되고 '운명'이 되는 것입니다.
그 출발점이 바로 '나는 누구인가?' 하는 질문입니다.

이를 소위 '인식론'이라고 합니다.

'나'는 누구이고, '이 세상'은 무엇이며,
'신'은 무엇인가? '인간'은 무엇인가?
나와 신, 나와 너, 나와 지구의 관계는 무엇인가?

이런 고리타분한 이야기들을 철학자 / 신학자들이
피 튀겨가며 논쟁하는 이유가 바로 그것입니다.
이것들의 '정의'가 바뀌는 순간, 그 사람의 '패러다임'이 바뀌게 되고,
'선택'이 바뀌고, '행동'이 바뀌고, '운명'이 바뀌기 때문입니다.

그래서 어떤 사람을 평가할 때,
그 사람의 '가치 판단 기준', '사고방식' 몇 개만 보면,
대충 그 사람이 어떤 사람인지를 알 수 있는 것입니다.

'세상'을 바라보는 방식.
'남'을 대하는 방식.
'부모'를 대하는 방식.
'자녀'를 양육하는 방식.
'배우자'를 대하는 자세.

'자기 자신'을 대하는 자세.
'돈'을 대하는 자세,
'고난'을 대하는 자세.
이것은 결코 사소한 문제가 아닙니다.
어떻게 보면 이것이 '전부'라고도 할 수 있습니다.

내가 '나'를 누구로 인식하고 있는가? 하는 문제는
'매우 큰' 화두입니다.

내 '몸'이 나인지?
우리 '가족'이 나인지?
우리 '국가'가 나인지?
내 '영혼'이 나인지?
나라고 할 것이 있기는 한 건지?〔無我〕

두고두고 생각해 볼 문제입니다.

내가 '나를 누구로 보느냐?'에 따라
세상을 바라보는 패러다임은 완전히 달라집니다.

패러다임이 달라지면 가치 판단 기준이 달라지고
선택들이 달라지고 운명이 달라집니다.
그 출발점이 바로 '나는 누구인가?' 하는 질문입니다.

'나'는 누구이고, '이 세상'은 무엇이며,
'신'은 무엇인가? '인간'은 무엇인가?
나와 신, 나와 너, 나와 지구의 관계는 무엇인가?

이것은 사소한 문제가 아닙니다.

내가 '나'를 누구로 인식하고 있는가? 하는 문제는
'매우 큰' 화두입니다.

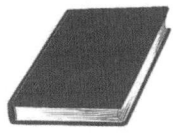
'하나'를 고친다는 것이 그렇게 어렵습니다

저는 주말농장을 가꾸고 있습니다.
그런데 어느 날, 농장을 한동안 돌보지 않았더니,
나무가 훌쩍 자라있었습니다.
펜스 주변의 뽕나무가 펜스와 엉켜서
마구잡이로 자라난 것이 있었습니다.
거기다 그 위에 넝쿨 식물도 성큼 자라있었습니다.
나무들이 저에게, 본인들을 제대로 관리해 주지 않은
서운함을 토로하는 것처럼 느껴졌습니다.
저는 큰마음을 먹고 '톱'과 '전지가위'를 들고 출동했습니다.

그런데 나뭇가지를 자르면서, 작은 깨달음을 하나 얻었습니다.

나무를 베려면 아래쪽의 굵은 가지(trunk) '하나'만 베면 되는데,
그 굵은 가지를 베기 위해서는, 톱의 접근성을 위해서,
'수많은' 잔가지들을 먼저 베어야만 했습니다.

그래서 저는 수많은 잔가지들을 먼저 베어냈습니다.
그런 후에야 비로소
아래쪽의 제일 '굵은 가지'를 베어낼 수 있었습니다.

그런데 그렇게 했음에도 그 뽕나무는
이미 펜스와 뒤엉켜 있어서 잘 빠지지 않았습니다.
펜스와 엉켜있는 가지가지마다 톱질을 추가로 해야 했습니다.

그러고도 그 위에 넝쿨이 뒤엉켜 있어서
그것마저도 '다' 끊어내야 했습니다.
그리고 나서야 비로소 깨끗하게
펜스 주변 정리를 마무리할 수 있었습니다.

그것을 보면서 그것이 '인생의 모양'과
참 비슷하다는 생각을 했습니다.

건강은 사실 '덜 먹고', '더 자고', '책 읽기(공부)'만 하면
끝나는 것인데. 그게 잘 안 된단 말입니다.

덜 먹어야 하는데, 덜 먹으려 하면,
허기지고, 손 떨리고, 눈앞에 빵이 왔다 갔다 하고,
때마침 친구 생일파티가 생기고, 각종 모임이 계속 생기고.
아는 동생이 또 술 먹자고 연락이 오고…

모처럼 큰마음 먹고, 뭐 좀 해보려 하면
꼭 '방해'하는 뭔가가 나타나더란 말입니다.

일찍 자려 해도 각종 '방해꾼'이 나타나고,
책 읽으려 해도 온갖 '방해꾼', '핑곗거리'가 나타납니다.

시간도 없고, 체력도 안 되고,
넷플릭스 보기 바쁘고, 돈 벌기 바쁘고, 애 보기 바쁩니다.

그 방해꾼들이 다 '업식'입니다.
모든 것들이 '거미줄'처럼 꽁꽁 묶여있는 것입니다.

'하나'를 바꾸기만 하면 되는데.
그 '하나'를 바꾸기가 어렵다는 겁니다.

'인과법' 그것 하나만 알면 모든 것이 끝나는 것인데.
그것 하나를 깨닫기가 그렇게 어렵다는 것입니다.

'간헐적 단식' 그것 하나만 자유자재로 할 수 있으면
이미 질병을 다 치료한 것이나 마찬가지인데.
그게 그렇게 안 되더란 말입니다.

'독서 습관' 그것 하나만 장착하면 모든 것이 끝나는 것인데.
그것 하나 장착하기가 '그렇게 어렵다'는 것입니다.

'하나'를 바꾼다는 것이, 그렇게 '쉬운' 이야기가 아닙니다.
'전체'를 다 바꿔줘야, 그 '하나'를 바꿀 수 있기 때문입니다.
모든 것이 '연기법'으로 묶여있기 때문입니다.

우리들은 '업식'이라는 사슬에 꽁꽁 묶여있기 때문입니다.
큰마음 먹고, 톱을 들고, 낫을 들고, 다 베어버리십시오.
거슬리는 것들을 몽땅 다 베어버리십시오.
TV, 드라마, 넷플릭스, 야식, 과식, 술 모임, 게임, 늦게 자기,
미루는 습관, 원망하는 습관. 화내는 습관…
이 모든 것들을 싹 다 베어버리십시오.
그것 말고는 방법이 없습니다.

'차례차례' 다 베어버리는 것. 그 방법밖에 없습니다.
지혜의 칼로 모조리 다 베어버리십시오.

그리고 마침내 '무지無知'라는 '밑동'을 쳐버리십시오.

건강은 사실 '덜 먹고', '더 자고', '책 읽기(공부)'만 하면
끝나는 것인데. 그게 잘 안 된단 말입니다.
'하나'를 바꾸기만 하면 되는데.
그 '하나'를 바꾸기가 어렵다는 겁니다.

'하나'를 바꾼다는 것이, 그렇게 '쉬운' 이야기가 아닙니다.
'전체'를 다 바꿔줘야, 그 '하나'를 바꿀 수 있기 때문입니다.
모든 것이 다 연결되어 있기 때문입니다.

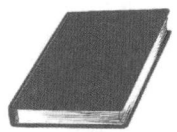

질병의 진짜 원인이
영 엉뚱한 곳에 있을 수도 있습니다

제가 지금 지하철을 타고 있는 이유는
'지하철이 왔기 때문'이 아닙니다.
'승차권을 구매했기 때문'도 아닙니다.
저는 지금 '친구랑 맥주 한잔하러 가기 위해서'
지하철을 타고 있습니다.

이처럼, 바로 앞에 일어나는 일이
진짜 원인이 아닌 경우가 많습니다.
일의 진짜 원인은 영 엉뚱한 곳에 있는 경우가 많습니다.

누군가에게 사기 친 것, 횡령한 것.
생명을 괴롭히고 함부로 대한 것, 누군가를 해친 것,
지구를 오염시키고, 자원을 낭비한 것.

내 양심에 가책을 줄 수 있는 일이라면,
그 어떤 일이든
내 질병과 100% 무관한 일은 없다고 저는 생각합니다.

양심의 가책을 느낀다는 것은
곧 '스트레스를 받는다'는 말과 같습니다.
'스트레스를 받는다'는 말은
곧 질병과 연관된다는 뜻입니다.

연결되어 있지 않은 것처럼 보이는 일들도
알고 보면 다 연결이 되어 있습니다.

질병의 진짜 핵심 이유는
'과거의 악행'에 있을 가능성이 크다고 저는 생각합니다.
그래서 그 과거의 잘못을 뉘우치고
당사자들에게 참회하는 마음을 가져야 한다고 저는 생각합니다.
그 업식이 끊어져야, 그 숙제가 해결되어야
자연치유법이 실천되고,
그때야 비로소 질병이 낫게 되는 것 같습니다.

어떤 식으로든 값을 치르는 것(빚을 갚는 것).
그것이 어쩌면 내 질병 치료의 핵심일 지도 모릅니다.

부모를 용서하지 못하는 사람.
그 사람은 감사를 모른다는 것이고.
윗사람을 공경할 줄 모른다는 것이고.
그 말은 곧, 신을 모른다는 것이고,
본인의 분수를 모른다는 뜻입니다.

부모를 원망하면서 건강한 사람은 없습니다.
신을 원망하면서 복을 누리는 사람은 없습니다.
자연의 이치가 그렇습니다.
그래야 이 세상이 바르게 유지되기 때문입니다.

배우자를 용서하지 못하는 사람.
그 사람은 본인 스스로를 용서하지 못하는 사람입니다.
내 눈에 보이는 배우자의 모습은 '과거의 내 모습'입니다.
배우자의 말투는 '과거의 내 말투'이며
배우자의 고집은 '과거의 내 고집'입니다.
부부는 서로 닮아가게 되어있기 때문입니다.
내가 나를 미워하는데 스트레스가 없을 리가 없습니다.

내가 나 자신의 몸을 공격하려니까 뭔가 명분이 필요했고,
그 명분을 만드는 것이 불량식품, 독소가 아닌가 싶습니다.
독소를 가득 머금고 있는 나의 세포를,
독소를 핑계 삼아, 내가 마음껏 공격하는 상태.
그것이 바로 자가면역질환의 본질은 아닌가 싶습니다.

독소를 명분으로 자기 세포를 공격하는 마음의 모양이나
각종 변명을 대면서 배우자에게 상처 주는 마음의 모양이나
각종 명분을 대면서 전쟁하는 마음의 모양이나
모두 다, 상대가 곧 자기 자신임을 알아보지 못하고,
자기 성질대로, 자기 하고 싶은 대로 해버리는
그 마음에서 비롯된 것은 아닌가 생각해 봅니다.

세포도, 사람도, 국가도 그 이치가 신기하게도 같습니다.

그런 면에서, 아직도 아토피를 완벽하게 뿌리 뽑지 못한
저 자신이 무척이나 부끄럽습니다.
아직 마이너스 잔고가 남았나 봅니다.

부모님과의 불화를 해결하고
배우자와의 불화를 해결하고
정직하게 일하고
모든 생명을 소중히 여기는 것. (그래서 방생을 하나 봅니다)

이런 것들이
식습관 개선, 반신욕, 관장 이런 것들보다
더 근원적인 질병 치유 방법일지도 모르겠습니다.

모든 것은 다 돌고 돌아서, 서로 연결되어 있습니다.

주변 사람들을 용서하는 것은
곧 나 자신을 용서하는 것이고,
그것은 곧, 내가 구원을 얻는 유일한 길입니다.
누군가를 미워하면서 건강한 사람은 없습니다.

맺음말

동지冬至가 지나면 그때부터 해가 점점 길어집니다.
하지만 기온은 동지부터 바로 올라가지 않습니다.
한두 달이 지나야 비로소 기온이 오르기 시작하지요.

건강도 마찬가지입니다.
지금 습관을 바꾼다고 하더라도, 건강은 바로 회복되지 않습니다.
부디 조급함을 버리시고, 제가 아래에서 권해드리는 방법대로
2주 동안만 평소 습관을 싹 다 고쳐보십시오.
절대 한두 가지만 바꿔서는 효과가 없습니다.

2주가량 간헐적 단식에 관한 독서 실천.
2주가량 간헐적 단식 실천. (1일 1식 혹은 1일 2식)
2주가량 육식을 줄이고, 생야채 섭취를 늘릴 것.
2주가량 매일 10시간 잠자기.
2주가량 매일 소금물 반신욕 하기.
2주가량 매일 소금물 관장 하기.
2주가량 매일 1시간 이상 맨발 걷기. (핸드폰 없이)
2주가량 매일 욕심내지 않고, 화내지 않고, 용서하고, 감사하기.

2주간 꾸준하게 실천해 보십시오. 그 어떤 질병에도 유효합니다.

어딘가가 많이 아프고, 간절함이 있는 분이라면
분명 예전의 저처럼
지푸라기라도 잡고 싶은 심정인 분들이 있으실 겁니다.

부디 제가 권해드리는 지푸라기를 잡아당겨 보십시오.
지푸라기인지 단단한 동아줄인지는
직접 당겨봐야 알 수 있습니다.

2주일이 길면, 1주일 만이라도 실천해 보시기 바랍니다.
직접 실천해 보시면, 아시게 될 것입니다.
자연치유의 강력한 회복력을…
내 몸속에 숨어있는 진정한 명의名醫의 존재를…

누군가는 저에게 이렇게 이야기할 수 있을 것 같습니다.

적게 먹고, 잠 많이 자고, 많이 걷고. 그렇게 하면
안 건강해질 사람이 누가 있냐?
기껏 시간 내서 책 읽었더니? 그런 뻔한 소리나 하냐?

그렇게 뻔하기 때문에, 이것이 진정한 해답이라는 것입니다.
그 뻔한 소리 속에 들어있는 진짜 참뜻을 이해하는 것이
'깨달음'이라고 저는 생각합니다.

제가 여러분께 드리고 싶었던 3가지 보물은 여기까지입니다.
1. 모든 일에는 원인이 있다는 것을 이해하자. (인과법)
2. 모든 질병에도 원인이 있다는 것을 알고
   근본 치료를 하자. (자연치유)
3. 책을 읽음으로써 쉽게 쉽게 실천하자. (독서습관)
이 3가지 열쇠를 늘 가슴속에 지니시기 바랍니다.
책도 읽으시고, 노력도 하시고, 기도도 하시어
여러분의 소중한 인생 여행을
여러분들이 각자 원하시는 방식대로
재미나고 행복하게 살아가시길 기원드립니다.

여러분의 소중한 시간을 저와 함께 해주셔서 너무 감사합니다.
그리고 저와 인연되어 주셔서 감사합니다.
우리의 인연은 이번이 처음이 아니라 생각합니다.
마찬가지로 우리의 인연은 이것이 끝이 아닙니다.
계속 계속 앞으로 더 좋은 인연으로 이어 나가 보아요.

여러분. 이 책을 여러 번 반복해서 읽어 보십시오.
다시 읽으실 때마다, 분명히 새로운 보물을 얻으실 것입니다.
여러분 사랑합니다.
건강하십시오. 그리고 행복하십시오.

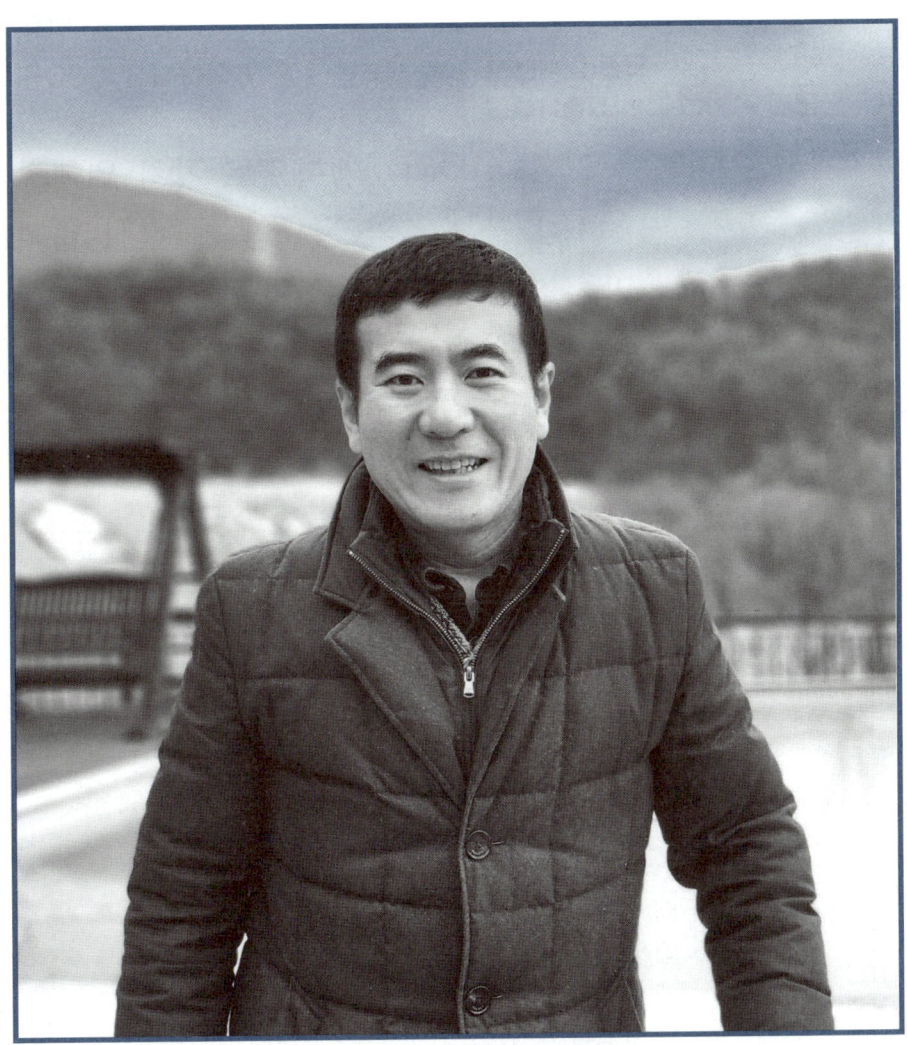

모든 일에는 원인이 있습니다

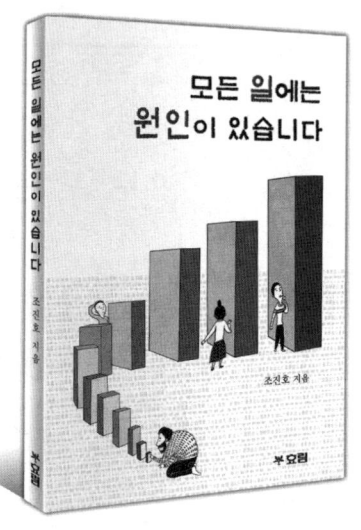

조진호 지음
국판 | 216쪽 | 13,000원

행복으로 가기 위해
꼭 필요한 세 가지 열쇠

1. 인과법
2. 자연치유
3. 독서 습관

세 가지 열쇠 중 첫 번째 열쇠인 인과의 법칙(연기법)을
'모든 일에는 원인이 있습니다'에 적어두었습니다.

'모든 질병에는 원인이 있습니다'를 읽으시고
뭔가를 느끼신 분이라면
분명 저의 첫 책 '모든 일에는 원인이 있습니다'
또한 좋아하실 것입니다
자신 있게 저의 책을 권해드립니다

· 왜 인과법을 아는 것이 그렇게 중요한지
· 왜 이 세상에 '우연이 없다'고 하는지
· 왜 '모든 것은 연결되어 있다'고 하는지
· 왜 '다 때가 있다'고 하는 것인지
· 왜 방 청소하는 것이 그렇게 중요한지
· 왜 신이 나에게 고통을 주시는 것인지

쉬우면서도 재미있게 적어두었습니다